Lia M. Halasz / Simon S. Lo / Eric L. Chang / Arjun Sahgal

Intracranial and Spinal Radiotherapy
A Practical Guide on Treatment Techniques

颅脑和脊柱放射治疗
实用指南

主　编　〔美〕利亚·M.哈拉斯 等

主　审　于金明

主　译　胡　漫　谢　鹏

天津出版传媒集团
天津科技翻译出版有限公司

著作权合同登记号：图字:02-2022-072

图书在版编目(CIP)数据

颅脑和脊柱放射治疗：实用指南 / (美) 利亚·M.
哈拉斯 (Lia M. Halasz) 等主编；胡漫，谢鹏主译.
天津：天津科技翻译出版有限公司，2024. 7. -- ISBN
978-7-5433-4507-2

Ⅰ. R739.9-62

中国国家版本馆 CIP 数据核字第 2024W19D01 号

Intracranial and Spinal Radiotherapy : A Practical Guide on Treatment Techniques
Edited by Lia M. Halasz, Simon S. Lo, Eric L. Chang and Arjun Sahgal
Copyright © Springer Nature Switzerland AG, 2021
This edition has been translated and published under licence from
Springer Nature Switzerland AG.

授权单位：Springer Nature Switzerland AG.
出　　版：天津科技翻译出版有限公司
出 版 人：方　艳
地　　址：天津市南开区白堤路 244 号
邮政编码：300192
电　　话：(022)87894896
传　　真：(022)87893237
网　　址：www.tsttpc.com
印　　刷：天津新华印务有限公司
发　　行：全国新华书店
版本记录：710mm×1000mm　16 开本　12.5 印张　300 千字
　　　　　2024 年 7 月第 1 版　2024 年 7 月第 1 次印刷
　　　　　定价：88.00 元

(如发现印装问题，可与出版社调换)

主审简介

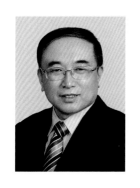

于金明 中国工程院院士、医学博士、博士研究生导师,山东第一医科大学(山东省医学科学院)名誉校(院)长,山东省肿瘤医院院长、中央联系的高级专家、中央保健会诊专家、中国临床肿瘤学会候任理事长、中华医学会放射肿瘤治疗学分会名誉主任委员、中国抗癌协会肿瘤多学科诊疗专业委员会主任委员、山东省抗癌协会理事长、山东省临床肿瘤学会理事长、山东省医院协会名誉会长、山东省医学会肿瘤学分会主任委员、山东院士专家联合会会长、山东省高层次人才发展促进会会长。现任多家杂志的主编或副主编。

曾获全国五一劳动奖章、"全国劳动模范"、"全国优秀留学回国人员"、"全国卫生系统先进工作者"、"卫生部有突出贡献中青年专家"、"泰山学者攀登计划专家"、中国放射肿瘤事业特殊贡献奖、山东省首届齐鲁杰出人才提名奖、世界杰出华人医师霍英东奖、"中国好医生"等荣誉称号或奖项。

作为项目第一完成人或主要负责人获得国家科技进步二等奖4项、何梁何利基金科学与技术进步奖1项、山东省科技最高奖1项、山东省科技进步一等奖3项。近年来,在国内外公开学术杂志上发表论文700余篇,出版专著20余部。其率领的团队被山东省委、省政府评为"山东省十大优秀创新团队",并授予集体一等功。

主译简介

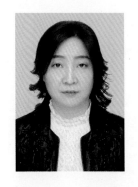

胡　漫　医学博士,主任医师,博士研究生导师,山东省肿瘤医院头颈放疗一病区主任。山东省有突出贡献的中青年专家、山东省十佳女医师。哈佛大学/麻省总医院、纪念斯隆-凯特琳癌症中心访问学者。担任中国抗癌协会脑胶质瘤专业委员会委员、中国医师协会脑胶质瘤专业委员会青年委员会委员及放疗学组委员,山东省疼痛医学会肿瘤放射治疗专业委员会主任委员,山东省临床肿瘤学会鼻咽癌专业委员会主任委员等。擅长头颈颅脑肿瘤的个体化精准诊治,主要研究功能影像引导的生物调强放疗。主持国家重点研发计划、国家级和省市级项目10余项。以第一完成人获山东省科技进步二等奖1项、三等奖1项及其他市厅级科研奖励5项。以第一作者发表SCI论文100余篇。

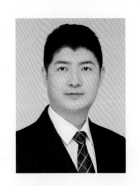

谢　鹏　医学博士、博士后,教授,主任医师,硕士研究生导师。纪念斯隆-凯特琳癌症中心博士后。国家科技部评审专家、山东省重点研发计划评审专家、山东省科技专家库专家。第三届"人民好医生·金山茶花计划"妇科肿瘤领域优秀典范专家、山东省高层次人才、齐鲁卫生与健康杰出青年人才、中国抗癌协会多原发和不明原发肿瘤专业委员会常委、山东省疼痛医学会智能化肿瘤近距离放射治疗专业委员会主任委员、山东省抗癌协会近距离放射治疗分会副主任委员、山东省疼痛医学会妇产科分会妇科肿瘤学组组长。以第一作者/通讯作者发表SCI论文多篇;牵头或参与制定多项国家级指南和行业标准;主持多项国家级和省部级科研课题,获省部级科技奖励4项,获批国家专利2项,参编专著4部。

译者名单

主　审　于金明

主　译　胡　漫　谢　鹏

副主译　陆海军　马一栋　杨彦琴　张建光

译　者　(按姓氏汉语拼音排序)

曹秀娟　山东第一医科大学附属肿瘤医院

葛宋钰　中国医科大学

胡　漫　山东第一医科大学附属肿瘤医院

李　敬　淄博万杰肿瘤医院

李晓琳　山东第一医科大学附属肿瘤医院

刘宏博　青岛大学附属医院

陆海军　青岛大学附属医院

陆静钰　青岛大学附属医院

马一栋　大同市第五人民医院

彭　琛　山东第一医科大学附属肿瘤医院

吴　倩　山东第一医科大学附属肿瘤医院

谢　鹏　山东第一医科大学附属肿瘤医院

杨　佳　山东第一医科大学附属肿瘤医院

杨彦琴　山东第一医科大学附属肿瘤医院

张　璐　青岛大学附属医院

张建光　淄博万杰肿瘤医院

赵继国　淄博万杰肿瘤医院

编者名单

Bruce E. Pollock   Departments of Neurological Surgery and Radiation Oncology, Mayo Clinic College of Medicine and Science, Rochester, MN, USA

Stephanie E. Weiss   Fox Chase Cancer Center, Philadelphia, PA, USA

Christian Okoye   St. Bernards Cancer Center, Jonesboro, AR, USA

Leland Rogers   GammaWest Cancer Services, Salt Lake City, UT, USA

Emily S. Lebow   Department of Radiation Oncology, Memorial Sloan-Kettering Cancer Center, New York, NY, USA

Kylie H. Kang   Department of Radiation Oncology, Washington University in St. Louis, St. Louis, MO, USA

Marc Bussière   Department of Radiation Oncology, Massachusetts General Hospital, Boston, MA, USA

Helen A. Shih   Department of Radiation Oncology, Massachusetts General Hospital, Boston, MA, USA

Daniel Mark   GenesisCare, West Palm Beach, FL, USA
Weill Cornell Medicine Radiation Oncology, New York, NY, USA

Jonathan Knisely   Weill Cornell Medicine Radiation Oncology, New York, NY, USA

Cheng-chia Lee   Departments of Neurological Surgery and Radiation Oncology, University of Virginia, Charlottesville, VA, USA

Jason P. Sheehan   Departments of Neurological Surgery and Radiation Oncology, University of Virginia, Charlottesville, VA, USA

Colin E. Champ   Department of Radiation Oncology, Duke University, Durham, NC, USA

Haisong Liu   Department of Radiation Oncology, Thomas Jefferson University, Philadelphia, PA, USA

Wenyin Shi   Department of Radiation Oncology, Thomas Jefferson University, Philadelphia, PA, USA

Salman Faruqi   Department of Radiation Oncology, Sunnybrook Odette Cancer Centre, University of Toronto, Toronto, ON, Canada

Chia-Lin Tseng   Department of Radiation Oncology, Sunnybrook Odette Cancer Centre, University of Toronto, Toronto, ON, Canada

Arjun Sahgal   Department of Radiation Oncology, Sunnybrook Odette Cancer Centre, University of Toronto, Toronto, ON, Canada

Majed Alghamdi   Department of Radiation Oncology, Sunnybrook Odette Cancer Centre, University of Toronto, Toronto, ON, Canada

Normand Laperriere Department of Radiation Oncology, Princess Margaret Cancer Center, University of Toronto, Toronto, ON, Canada

Julian Spears Department of Surgery, Division of Neurosurgery, St. Michaels Hospital, University of Toronto, Toronto, ON, Canada

John T. Lucas Jr St. Jude Children's Research Hospital, Memphis, TN, USA

Michael D. Chan Department of Radiation Oncology, Wake Forest School of Medicine,Winston-Salem, NC, USA

Tamara Z. Vern Gross Mayo Clinic, Phoenix, AZ, USA

Kenneth K. Wong Department of Radiation Oncology, Keck School of Medicine of USC, Los Angeles, CA, USA
Cancer and Blood Disease Institute, Children's Hospital Los Angeles,Los Angeles, CA, USA

Eric L. Chang Department of Radiation Oncology, Keck School of Medicine of USC, Los Angeles, CA, USA
Cancer and Blood Disease Institute, Children's Hospital Los Angeles, Los Angeles, CA, USA

(Kang) Liang Zeng Department of Radiation Oncology, University of Toronto, Toronto, ON, Canada

Hany Soliman Department of Radiation Oncology, University of Toronto, Toronto, ON, Canada
Odette Cancer Centre, Sunnybrook Health Sciences Centre, University of Toronto, Toronto, ON, Canada

Anthony Yip Department of Radiation Medicine and Applied Sciences, University of California San Diego, San Diego, CA, USA

Minh-Phuong Huynh-Le Department of Radiation Medicine and Applied Sciences, University of California San Diego,San Diego, CA, USA

Jona A. Hattangadi-Gluth Department of Radiation Medicine and Applied Sciences, University of California San Diego, San Diego, CA, USA

Lia M. Halasz Department of Radiation Oncology and Neurological Surgery, University of Washington, Seattle, WA, USA

Simon S. Lo Department of Radiation Oncology and Neurological Surgery, University of Washington, Seattle, WA, USA

John B. Fiveash Department of Radiation Oncology, University of Alabama, Birmingham, AL, USA
Hazelrig Salter Radiation Oncology Center, Birmingham, AL, USA

Caleb Dulaney Anderson Regional Cancer Center, Meridian, MS, USA

Tamara Z. Vern Gross Mayo Clinic, Phoenix, AZ, USA

Michael D. Chan Department of Radiation Oncology, Wake Forest School of Medicine, Winston-Salem, NC, USA

John T. Lucas Jr St. Jude Children's Research Hospital, Memphis, TN, USA

C. Jane Cho   MultiCare Radiation Oncology, Tacoma, WA, USA

Scott G. Soltys   Department of Radiation Oncology, Stanford University, Stanford, CA, USA

Erqi Pollom   Department of Radiation Oncology, Stanford University, Stanford, CA, USA

Iris C. Gibbs   Department of Radiation Oncology, Stanford University, Stanford, CA, USA

Sten Myrehaug   Department of Radiation Oncology, Sunnybrook Odette Cancer Centre, University of Toronto, Toronto, ON, Canada

Jay Detsky   Department of Radiation Oncology, Sunnybrook Odette Cancer Centre, University of Toronto, Toronto, ON, Canada

Zain Husain   Department of Radiation Oncology, Sunnybrook Odette Cancer Centre, University of Toronto, Toronto, ON, Canada

Ting Martin Ma   Department of Radiation Oncology and Molecular Radiation Sciences, The Johns Hopkins University, Baltimore, MD, USA

Kristin J. Redmond   Department of Radiation Oncology and Molecular Radiation Sciences, The Johns Hopkins University, Baltimore, MD, USA

Yolanda D. Tseng   Department of Radiation Oncology, University of Washington, Seattle, WA, USA

Sarah Layman   Department of Radiation Oncology, University of Washington, Seattle, WA, USA

Ehsan H. Balagamwala   Department of Radiation Oncology, Cleveland Clinic, Cleveland, OH, USA

Martin Tom   Department of Radiation Oncology, Miami Cancer Institute, Miami, FL, USA

Manmeet Ahluwalia   Brain Tumor and Neuro-oncology Center, Cleveland Clinic, Cleveland, OH, USA

Jonathan Sharrett   Radiation Oncology, Summit Cancer Centers, Spokane Valley, WA, USA

Samuel T. Chao   Department of Radiation Oncology, Rose Ella Burkhardt Brain Tumor and Neuro-oncology Center, Cleveland Clinic, Cleveland, OH, USA

Vincent Bernard   The University of Texas Graduate School of Biomedical Sciences at Houston, Houston, TX, USA

Amol J. Ghia   Department of Radiation Oncology, The University of Texas MD Anderson Cancer Center, Houston, TX, USA

Karl Cristie F. Figuracion   Department of Radiation Oncology, University of Washington, Seattle, WA, USA

Tresa McGranahan   Department of Neurology, University of Washington, Seattle, WA, USA

中文版序言

　　颅内和椎管内肿瘤属于中枢神经系统疾病,包括原发的恶性肿瘤、良性肿瘤和转移性肿瘤等。这些肿瘤需要通过神经外科、放射治疗科、肿瘤内科、影像科、病理科等多学科联合诊治,方能达到最佳治疗效果。

　　放射治疗作为一种无创治疗手段,在中枢神经系统肿瘤中的应用愈发重要。对于生殖细胞肿瘤、髓母细胞瘤等部分恶性肿瘤,放射治疗是重要的根治性治疗手段。由于颅内和椎管内肿瘤的临床发病率相对较低,国内专门从事神经系统肿瘤放射治疗的中心较少,有针对性的系统性专业参考书比较缺乏,尤其对于靶区勾画,缺乏详细指南。加之中枢神经系统的解剖结构非常复杂,涉及人体内非常重要的危及器官,如脑干、视神经、视交叉、晶状体、内耳等,增加了放射治疗的难度。胡漫教授从事中枢神经系统肿瘤放射治疗临床和科研工作 20 余年,积累了丰富的临床和科研经验。本书由胡漫教授牵头进行翻译,是一部颅内和椎管内肿瘤临床治疗的经典指南。

　　本书详细介绍了中枢神经系统相关疾病及其放射治疗适应证、放射治疗方法、治疗计划制订、不良反应、随访等,并着重介绍了靶区勾画、危及器官剂量限量等重要内容,是一部覆盖全面、操作性强、易于掌握、高水平的中枢神经系统疾病放射治疗实践指南性专著。相信本书的出版能够为读者提供清晰的放射治疗指导,并进一步推动我国中枢神经系统疾病放射治疗的规范化,最终造福广大患者。

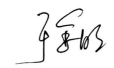

中文版前言

放射治疗是中枢神经系统肿瘤治疗的重要手段之一。中枢神经系统肿瘤靶区勾画困难,涉及的危及器官重要,规范的靶区勾画和放射治疗计划是保证疗效和减少不良反应的前提。

本书系统地介绍了颅内和椎管内良、恶性肿瘤放射治疗,涉及的病种全面,不仅包括比较常见的各级别的脑膜瘤、室管膜瘤和胶质瘤、髓母细胞瘤、生殖细胞肿瘤,还包括动静脉畸形、颅咽管瘤、副神经节瘤、垂体瘤、神经鞘瘤、血管外皮细胞瘤、颅底脊索瘤与软骨肉瘤、松果体肿瘤等。每章对放射治疗定位、靶区勾画、计划制订等内容进行了系统的讲解。本书突出了对临床实践的指导性,具有实用性强、直观、易于掌握的特点,并侧重于对年轻医生的培训和教学,力求使各中心医生的靶区勾画、计划设计、计划评估、不良反应管理等各个环节均达到同质化发展。相信本书的内容对临床医生和物理师的临床实践具有很好的指导和帮助,有助于推进我国中枢神经系统肿瘤放射治疗的进一步发展。

我们有幸邀请到于金明院士在百忙之中为本书作序。本书译者均为国内长期从事一线临床工作的资深专家,多位译者曾在国外著名肿瘤中心学习,保证了本书的翻译质量。感谢他们的辛勤付出!天津科技翻译出版有限公司的编辑们对本书的策划与出版给予了大力支持,在此一并表示衷心的感谢。

因时间有限,书中难免有不当之处,恳请广大读者批评指正!

胡漫　巩贯辉

序　言

对于中枢神经系统的良、恶性肿瘤，放射治疗能够在取得良好治疗效果的同时，最大限度地减少正常组织损伤。随着神经外科和影像诊断技术的不断改进，以及对分子驱动基因和病理差异研究的不断深入，中枢神经系统放射治疗迫切需要进行相应发展。此外，图像引导和放射治疗技术的进步使放射肿瘤学团队能够进行大型的循证医学研究，以完善根治性和姑息性治疗。

本书编者均为中枢神经系统放射肿瘤学专家，为我们提供了当前关于中枢神经系统疾病的深刻理解，以及如何恰当地实施放射治疗。此外，本书编者对相关内容进行了详细的阐述，可提供相应的临床指导，希望读者都能从本书中获益。

Jonathan Knisely

前　言

　　本书是一本主要针对颅内和椎管内良、恶性肿瘤进行放射治疗的简明手册。每个介绍特定疾病的章节都包括模拟定位、靶区勾画、治疗计划、正常组织剂量限值和不良反应等内容。最后4章主要介绍了颅内和椎管内肿瘤放射治疗的不良反应和并发症。希望本书能够为放射肿瘤学家、临床肿瘤学家、医学物理学家、相关专业实习生和剂量师的临床实践提供有价值的参考。

Lia M. Halasz

Simon S. Lo

Eric L. Chang

Arjun Sahgal

　　谨以此书献给我们的父母、家人和导师，感谢他们对我们事业坚定不移的支持，同时也将本指南献给我们的患者，是他们让我们看到了希望的力量，他们与疾病抗争的勇气也不断激励我们。

目　录

第 1 章

动静脉畸形

Bruce E. Pollock

1.1 模拟定位和靶区勾画的基本原则

- 脑动静脉畸形(AVM)的立体定向放射外科(SRS)治疗的目标是消除病灶,以消除颅内出血的风险。
- AVM SRS 使用立体定向头架固定患者,通常为单次分割。
- AVM SRS 的靶区为病灶所在区域,不包括供血动脉及引流静脉(图 1.1)。
- 当考虑 AVM SRS 的剂量学参数时,必须考虑以下两个因素。首先,AVM 是先天性病变,并不侵犯周围脑组织。因此,没有必要将靶区增大几毫米,以涵盖影像学无法判断的疾病可能累及的范围, 这也是不可取的 [肿瘤靶区 (GTV)=临床靶区 (CTV)]。其次,不同的勾画者在确定病灶体积时常有较大的差异。因此,适形性指标并不适用于脑 AVM 的放射外科治疗。
- 脑血管造影不仅可以显示病灶的形态, 还可以显示病灶相对于血管瘤的供血动脉和引流静脉的颞侧充盈情况,是诊断 AVM 的金标准。并且,血管造影还可以显示共存的异常,如供给动脉和巢内动脉瘤。
- 增加轴位成像,通常为钆增强扰相梯度回波(SPGR)序列或 T2 加权 MRI,可以更好地了解 AVM 的三维形状,以增加计划的适形性。

1.2 处方剂量

- 增加照射剂量与 AVM 闭塞直接相关[1,2]。当边缘剂量为 15~16Gy 时,AVM 闭塞的概率为 60%~70%；当边缘剂量为 18~20Gy 时,AVM 闭塞的概率为 70%~80%；当边缘剂量>20Gy 时,AVM 闭塞的概率>90%。
- 虽然较高的照射剂量会增大治愈的概率,但照射剂量提高和 AVM 靶区增大也会

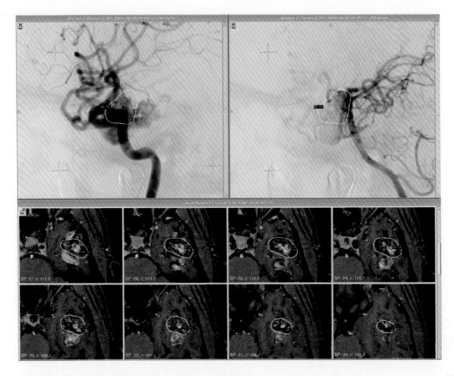

图 1.1　患者,男,29 岁,主诉头痛,左颞叶 AVM 剂量计划。治疗靶区体积为 3.8cm³,AVM 边缘剂量为 20Gy。注意治疗靶区不应包括邻近的引流静脉。

增加放射相关不良反应(ARE)的发生率[3-5]。AVM 位置较深的患者接受 SRS 后,出现继发 MRI 改变的神经系统功能障碍的风险更大。

- 为了增加 AVM 闭塞的可能,同时尽量降低 ARE 发生的概率,通常规定较小体积 AVM(≤4.0cm³)的边缘剂量为 20~25Gy,中等体积的 AVM(4~10cm³)为 18~20Gy,较大体积的 AVM(>10cm³)为 15~18Gy。对于≥14cm³ 的 AVM,考虑行基于体积的分次 SRS(VS-SRS)[6-9](图 1.2)。
- 对 AVM 位置较深的患者通常使用 15~18Gy。
- 如果首次 SRS 在 3~5 年后未导致 AVM 闭塞,则可重复行 SRS。重复 AVM SRS 的处方剂量通常为 15~18Gy。

1.3　治疗计划

- 剂量计划应涵盖整个病灶的规定照射剂量。对于大多数接受 γ 刀治疗的患者,规定为 50% 等剂量线,而对于基于直线加速器的放射治疗(简称"放疗"),通常可以

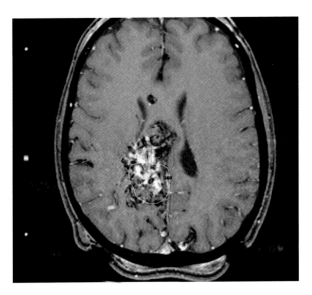

图 1.2　患者,女,43 岁,脑室内出血的剂量计划,右侧较大的 AVM 累及胼胝体、额叶及顶叶。对该 AVM 采用基于体积的分次 SRS 治疗,第 1 次 SRS 覆盖前部,第 2 次 SRS 覆盖后部,两次覆盖总体积为 19.9cm³。AVM 边缘剂量为 16Gy。

达到更高的等剂量线。

- 较大 AVM 的 VS–SRS 可以使更高的照射剂量被传递到病灶,同时减少邻近脑组织的辐射暴露。不同分次的间隔时间通常是 2~6 个月。

1.4　不良反应

- AVM SRS 后的神经功能下降可能继发于颅内出血(ICH)或 ARE。
- 病灶消失通常需要 1~5 年,在这之前患者仍有发生 ICH 的风险。大量研究结果表明,在此期间,AVM 出血的风险没有改变或降低[10–12]。
- 在 AVM SRS 后的最初 1~2 年内,30%~50% 的患者会发生放射性改变(RIC,T2 加权 MRI 图像上的高信号区域)。与放射性坏死不同[13](图 1.3),这些改变多数无症状且无须治疗即可消退。
- 对于有症状的 RIC(头痛、癫痫发作、局灶性功能缺损)患者,通常可以使用皮质类固醇治疗。
- 晚期 ARE 发生于 SRS 后 5 年或更长时间,其特征是病灶周围水肿或囊肿形成[14,15](图 1.4)。有症状的晚期 ARE 可能需要手术切除,以改善患者的神经系统功能。

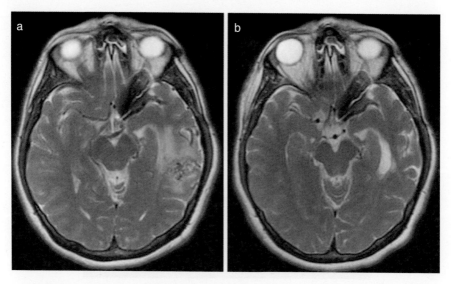

图 1.3　左侧颞叶 AVM SRS 后的轴位 T2 加权 MRI 图像（AVM 体积为 13.8cm³，边缘剂量为 15Gy）。(a)SRS 1 年后,MRI 显示 AVM 周围水肿,患者无症状。(b)SRS 3 年后 MRI 显示病灶消失,水肿消退。

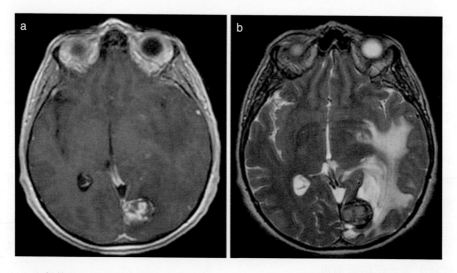

图 1.4　左侧枕叶 AVM,15 年前初次行 SRS、11 年前再次行 SRS,轴位钆增强图像(a)和 T2 加权 MRI(b)显示了晚期 ARE。患者表现为渐进性视觉减退和头痛,在接受 AVM 切除后,患者症状改善。

（陆海军　刘宏博　译）

参考文献

1. Flickinger JC, Pollock BE, Kondziolka D, Lunsford LD (1996) A dose-response analysis of arteriovenous malformation obliteration by radiosurgery. Int J Radiat Onc Biol Phys 36:873–879.
2. Karlsson B, Lindquist C, Steiner L (1997) Prediction of obliteration after gamma knife surgery for cerebral arteriovenous malformations. Neurosurgery 40:425–431.
3. Cohen-Inbar O, Lee CC, Xu Z, Schlesinger D, Sheehan JP (2015) A quantitative analysis of adverse radiation effects following Gamma Knife radiosurgery for arteriovenous malformations. J Neurosurg 123:945–953.
4. Flickinger JC, Kondziolka D, Lunsford LD, Liscak R, Phuong LK, Pollock BE (2000) Development of a model to predict permanent symptomatic post-radiosurgery injury for arteriovenous malformation patients. Int J Radiat Onc Biol Phys. 46:1143–1148.
5. Kano H, Flickinger JC, Tonetti D et al (2017) Estimating the risks of adverse radiation effects after gamma knife radiosurgery for arteriovenous malformations. Stroke 48:84–90.
6. Kano H, Kondziolka D, Flickinger JC et al (2012) Stereotactic radiosurgery for arteriovenous malformations, Part 6: multistaged volumetric management of large arteriovenous malformations. J Neurosurg 116:54–65.
7. Nagy G, Grainger A, Hodgson T et al (2017) Staged volume radiosurgery of large arteriovenous malformations improves outcome by reducing the rate of adverse radiation effects. Neurosurgery 80:180–192.
8. Pollock BE, Link MJ, Stafford SL, Lanzino G, Garces YI, Foote RL (2017) Volume-staged stereotactic radiosurgery for intracranial arteriovenous malformations: outcomes based on an 18-year experience. Neurosurgery 80:543–550.
9. Seymour ZA, Sneed PK, Gupta N et al (2016) Volume-staged radiosurgery for large arteriovenous malformations: an evolving paradigm. J Neurosurg 124:163–174.
10. Maruyama K, Kawahara N, Shin M et al (2005) The risk of hemorrhage after radiosurgery for cerebral arteriovenous malformations. N Engl J Med 352:146–153.
11. Pollock BE, Flickinger JC, Lunsford LD, Bissonette DJ, Kondziolka D (1996) Hemorrhage risk after stereotactic radiosurgery of cerebral arteriovenous malformations. Neurosurgery 38:652–661.
12. Yen CP, Sheehan JP, Schwyzer L, Schlesinger D (2011) Hemorrhage risk of cerebral arteriovenous malformations before and during the latency period after gamma knife radiosurgery. Stroke 42:1691–1696.
13. Yen CP, Matsumoto JA, Wintermark M et al (2013) Radiation-induced imaging changes following gamma knife surgery for cerebral arteriovenous malformations. J Neurosurg 118:63–73
14. Pan H, Sheehan J, Stroila M, Steiner M, Steiner L (2005) Late cyst formation following gamma knife surgery of arteriovenous malformations. J Neurosurg 102(suppl):124–127.
15. Pollock BE, Link MJ, Branda ME, Storlie CB (2017) Incidence and management of late adverse radiation effects after arteriovenous malformation radiosurgery. Neurosurgery:928–934.

第 2 章

良性脑膜瘤

Stephanie E. Weiss

2.1 CT 模拟定位和靶区勾画的基本原则(表 2.1 和表 2.2,图 2.2)

- 使用热塑性面罩进行 CT 模拟定位。
- CT 诊断的骨侵犯需要被纳入 GTV。
- T1 平扫及压脂增强薄层(1.5mm 最佳)MRI 图像可以帮助进行立体三维重建,以确定靶区范围。T2 和 FLAIR 序列可协助评估硬脑膜/颅骨的受累情况。

表 2.1 常规分割放疗靶区勾画建议

靶区	定义和描述
GTV	T1 MRI 所有层面上强化的肿瘤组织、受侵犯的骨组织(使用 MRI 和 CT 骨窗)。不包括可能存在低级别病变的脑实质水肿。真正的脑侵犯为非典型病变(详见"非典型和恶性脑膜瘤")
CTV	近端硬脑膜外 3~5mm,包括或不包括硬脑膜尾部(图 2.1,一般原则),可以根据临床/解剖学因素进行调整。不包括脑实质
PTV	根据每台机器或规格设置为 3~5mm

PTV,计划靶区。

表 2.2 SRS 靶区勾画建议

靶区	定义和描述
GTV	T1 增强图像上所有层面的强化病灶区域
CTV	不适用
PTV	不适用

注:SRS 中 CTV=GTV。

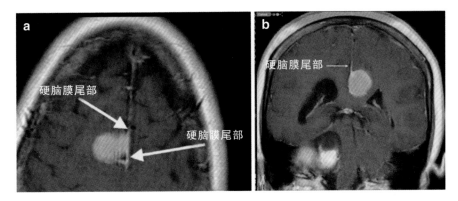

图 2.1 右侧额叶 (a) 和左侧顶叶 (b) 良性矢状窦旁脑膜瘤的矢状位和冠状位图像。硬脑膜尾部沿硬脑膜向前、后、上、下延伸。硬膜尾征是一种影像学表现,反映硬脑膜血管丰富,可能有 (也可能没有) 隐匿性肿瘤细胞。所有邻近肿瘤的硬脑膜都有隐匿性肿瘤细胞侵犯的风险[8]。硬膜尾征的复发风险并不比其他肿瘤更高或更低。

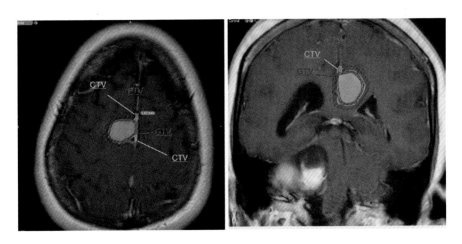

图 2.2 右侧额叶和左侧矢状窦旁脑膜瘤的等剂量曲线图。肿瘤部分为用蓝色勾勒的 GTV。以橙色表示的 CTV 沿邻近的硬脑膜延伸,但不进入正常脑实质,因为良性脑膜瘤不侵犯脑实质。CTV 边界外扩 5mm 时,无论是否存在富血管硬脑膜尾部,所有邻近肿瘤的硬脑膜都有风险,因此,整个硬脑膜尾部可能被纳入 (也可能不被纳入) CTV 中。由于影像学并不显示硬脑膜尾部,CTV 不应沿着邻近肿瘤的硬脑膜缩小。应注意通过神经放射学会诊区分脑膜瘤与硬膜尾征。应根据所有相关临床信息修改 CTV,以将可能存在的亚临床/微小病变纳入靶区。图中红色代表 PTV,由机器设置和定位参数确定。注意,对于 SRS 手术来说,GTV 没有外扩 (即 CTV=GTV)。这种悖论是脑膜瘤治疗中一个有争议的问题[1,10]。矢状窦旁脑膜瘤的位置有利于进行常规分割放疗[2-4]。

- T1 增强图像上强化的区域、受累的骨组织及肿瘤邻近的硬脑膜都应被纳入靶区内。
- MRI 与 CT 融合，如果是术后病例，融合术前和术后影像。
- 合并冠状位和矢状位的重建薄层 MRI 图像，以帮助识别和确保高危区域的三维覆盖。
- 区分硬脑膜附着(肿瘤)与硬膜尾征，后者主要是邻近肿瘤的硬脑膜，内含丰富的血管，可能有(也可能没有)隐匿性肿瘤细胞[1]。
- 如果 MRI 为禁忌证，使用平扫/增强薄层 CT(层厚 1.0mm)。
- 可以考虑行三维适形放疗(3D-CRT)、调强放疗(IMRT)/容积调强放疗(VMRT)、SRS 和质子治疗(PBT)。
- 如果视神经结构或垂体邻近肿瘤和(或)可能处于有意义的剂量梯度，建议请神经眼科和内分泌科医生会诊，进行预处理，以评估基线功能。随着时间推移，患者可能会有危及生命的肾上腺功能不全，以及其他内分泌疾病。
- 当考虑对邻近重要结构行 SRS 时，要注意剂量梯度和设置的不确定性。

2.2　临床经验

- 矢状窦旁/鞍旁病变(放射外科治疗后)是发生症状性水肿(25%~45%)的高危区域，需要药物干预。对于这些病变，考虑行常规分割放疗而不是 SRS[2-4]。
- 如果患者需要接受超过 4 周的类固醇治疗，考虑预防肺孢子菌肺炎。
- 对于不耐受或需要长期应用地塞米松的患者，如果没有其他禁忌证，可以考虑使用塞来昔布代替或协助减少类固醇剂量。
- 当确定放疗计划中的"危险区域"(CTV)时，应考虑长期局部控制与手术切除或硬脑膜剥离范围的关联[5]。
- 低级别脑膜瘤有晚期复发的倾向。延长随访 25 年发现，约 50%的"低风险"病变患者发生病因特异性死亡[6]。
- 复发与随后的侵袭性生物学行为有关，而与前期治疗无关[6,7]。
- SRS 的长期(>10 年)中位随访数据有限。对于有晚期复发倾向的疾病，精算数据常低估其复发率。

处方剂量

- 常规分割放疗:54Gy/30fx(1.8Gy/d)，剂量雕刻可将正常临界组织(如视交叉)的剂量限制在 50.4Gy。
- SRS:12~14Gy，单次，需要考虑正常组织耐受性。

2.3　治疗计划(表 2.3 和表 2.4)

- 常规分割放疗:3D-CRT、IMRT、VMRT 和 PBT 都可被用于最大限度减少脑/关键结构的辐射剂量。剂量雕刻可能是必要的[即大部分 CTV 剂量为 54Gy,限制关键结构(如视神经)的剂量为 50.4Gy]。考虑到大多数患者的长期生存,应注意垂体、脑干、脊髓、耳蜗和脑神经的剂量。如果关键结构曾受到肿瘤侵犯和(或)接受过手术操作,其耐受性将低于基线。
- SRS:数据为回顾性和(或)中位随访时间小于 10 年的数据。精算数据往往低估了具有晚期复发倾向的疾病的复发率。警惕超过中位随访时间的结果曲线。对于矢状窦旁/鞍旁病变,行放射外科治疗后,其发生症状性水肿的风险为 25%~45%[2-4,9]。

2.4　不良反应

不良反应详见表 2.5。

表 2.3　1.8Gy/d 分割方案正常组织剂量限值建议

危及器官	建议的剂量限值
视神经和视交叉	<54Gy[11]
视网膜	<45Gy[12]
晶状体	<10Gy[13]
泪腺	<30Gy,平均<25Gy[14,15]
垂体	使用合适的射束角度/计划设计,以最大限度减少垂体剂量
耳蜗	保守剂量≤35Gy(可以增加到≤45Gy,以避免损伤靶区覆盖),但因为感音神经性听力损失不可逆转,应尽可能降低剂量[16]
脑干	≤54Gy(每次 1.8Gy)[17]

表 2.4　放射外科治疗正常组织剂量限值建议

危及器官	建议的剂量限值
视神经和视交叉	<8Gy[18]
垂体	使用合适的射束角度/计划设计,以最大限度减少垂体剂量
耳蜗	保持≤12Gy[16]
脑干	保持≤12Gy[17]

表 2.5　不良反应

急性不良反应	常见：脱发、乏力。较少见：头痛、恶心和炎症/脑水肿引起的神经系统症状（常加重）
长期不良反应	神经功能缺损、神经认知功能减退和垂体功能减退，需要使用类固醇治疗的亚急性症状性水肿，与治疗区域的解剖结构和剂量分割方案有关
不常见或罕见风险	新发癫痫、视力减退、听力下降、脑神经损伤、出血、坏死、脑卒中继发恶性肿瘤

（陆海军　张璐　刘宏博　译）

参考文献

1. Rogers L, Jensen R, Perry A (2005) Chasing your dural tail: factors predicting local tumor control after gamma knife stereotactic radiosurgery for benign intracranial meningiomas: in Regard to DiBiase et al. (Int J Radiat Oncol Biol Phys 2004;60:1515-1519). Radiat Oncol Biol 62(2):616–618; author reply 618–619. https://doi.org/10.1016/j.ijrobp.2005.02.026.
2. Fokas E, Henzel M, Surber G, Hamm K, Engenhart-Cabillic R (2014) Stereotactic radiation therapy for benign meningioma: long-term outcome in 318 patients. Int J Radiat Oncol Biol Phys 89(3):569–575. https://doi.org/10.1016/j.ijrobp.2014.02.042.
3. Patil CG, Hoang S, D John Borchers III, Sakamoto G, Soltys SG, Gibbs IC, Griffith R Harsh IV, Chang SD, Adler JR Jr (2008) Predictors of peritumoral edema after stereotactic radiosurgery of supratentorial meningiomas. Neurosurgery 63(3):435–442. https://doi.org/10.1227/01.NEU.0000325257.58684.92.
4. Girvigian MR, Chen JCT, Rahimian J, Miller MJ, Tome M (2008) Comparison of early complications for patients with convexity and parasagittal meningiomas treated with either stereotactic radiosurgery or fractionated stereotactic radiotherapy. Neurosurgery 62(5 Suppl):A19–A27; discussion A27–28. https://doi.org/10.1227/01.neu.0000325933.34154.cb.
5. Kinjo T, al-Mefty O, Kanaan I (1993) Grade zero removal of supratentorial convexity meningiomas. Neurosurgery 33(3):394–399; discussion 399.
6. Pettersson-Segerlind J, Orrego A, Lönn S, Mathiesen T (2011) 1-s2.0-S1878875011005997-Main. Wneu 76(6):564–571. https://doi.org/10.1016/j.wneu.2011.05.015.
7. Condra KS, Buatti JM, Mendenhall WM, Friedman WA, Marcus RB, Rhoton AL (1997) Benign meningiomas: primary treatment selection affects survival. Int J Radiat Oncol Biol Phys 39(2):427–436.
8. Borovich B, Doron Y (1986) Recurrence of intracranial meningiomas: the role played by regional multicentricity. J Neurosurg 64(1):58–63. https://doi.org/10.3171/jns.1986.64.1.0058.
9. Lee CC, Trifiletti DM, Sahgal A, DeSalles A, Fariselli L, Hayashi M, Levivier M, Ma L Álvarez RM, Paddick I, Regis J, Ryu S, Slotman B, Sheehan J (2018) Stereotactic radiosurgery for benign (World Health Organization Grade I) cavernous sinus meningiomas-International Stereotactic Radiosurgery Society (ISRS) practice guideline: a systematic review. Neurosurgery 83(6):1128–1142. https://doi.org/10.1093/neuros/nyy009.
10. Kelly PJ, Mannarino EG, Lewis JH, Hacker FL (2011) Defining the target for radiation therapy of meningiomas following resection: a multidisciplinary study of inter-observer variability. Int J Radiat Oncol. https://doi.org/10.1016/j.ijrobp.2011.06.075.
11. Mayo C, Martel MK, Marks LB, Flickinger J, Nam J, Kirkpatrick J (2010) Radiation dose-volume effects of optic nerves and chiasm. Int J Radiat Oncol Biol Phys 76(3 Suppl):S28–S35. https://doi.org/10.1016/j.ijrobp.2009.07.1753.
12. Takeda A, Shigematsu N, Suzuki S, Fujii M, Kawata T, Kawaguchi O, Uno T, Takano H, Kubo A, Ito H (1999) Late retinal complications of radiation therapy for nasal and parana-

sal malignancies: relationship between irradiated-dose area and severity. Radiat Oncol Biol 44(3):599–605.

13. Emami B, Lyman J, Brown A, Coia L, Goitein M, Munzenrider JE, Shank B, Solin LJ, Wesson M (1991) Tolerance of normal tissue to therapeutic irradiation. Radiat Oncol Biol 21(1):109–122.

14. Batth SS, Sreeraman R, Dienes E, Beckett LA, Daly ME, Cui J, Mathai M, Purdy JA, Chen AM (2013) Clinical-dosimetric relationship between lacrimal gland dose and ocular toxicity after intensity-modulated radiotherapy for sinonasal tumours. Br J Radiol 86(1032):20130459–20130457. https://doi.org/10.1259/bjr.20130459.

15. Bhandare N, Moiseenko V, Song WY, Morris CG, Bhatti MT, Mendenhall WM (2012) Severe dry eye syndrome after radiotherapy for head-and-neck tumors. Int J Radiat Oncol Biol Phys 82(4):1501–1508. https://doi.org/10.1016/j.ijrobp.2011.05.026.

16. Bhandare N, Jackson A, Eisbruch A, Pan CC, Flickinger JC, Antonelli P, Mendenhall WM (2010) Radiation therapy and hearing loss. Int J Radiat Oncol Biol Phys 76(3 Suppl):S50–S57. https://doi.org/10.1016/j.ijrobp.2009.04.096.

17. Mayo C, Yorke E, Merchant TE (2010) Radiation associated brainstem injury. Int J Radiat Oncol Biol Phys 76(3 Suppl):S36–S41. https://doi.org/10.1016/j.ijrobp.2009.08.078.

18. Mayo C, Martel MK, Marks LB, Flickinger J, Nam J, Kirkpatrick J (2010) Radiation dose-volume effects of optic nerves and chiasm. Radiat Oncol Biol 76:S28–S35. https://doi.org/10.1016/j.ijrobp.2009.07.1753.

第 3 章

非典型和恶性脑膜瘤

Christian Okoye, Leland Rogers

3.1 模拟定位和靶区勾画的基本原则

- CT 模拟定位

  - 患者应呈仰卧位,双臂放在身体两侧或交叉放在胸前。

  - 定位应使用无创、立体、可重复定位的装备(如配备标准或定制头枕的防水面罩)。

  - 使用 CT 平扫,上界为头皮顶部,下界至颅骨底部和上颈椎,层厚应≤3mm。如果为了便于目标识别或改进 CT–MRI 融合的效果,也可以使用 CT 增强扫描。

- 图像

  - 除了治疗计划的影像学检查, 术前和术后早期的 MRI 检查可能有助于评估切除范围,并有助于描述肿瘤的完整范围、手术部位和(或)残留的强化结节。

  - 治疗计划的 MRI 序列应包括薄层增强前后 T1 加权图像。

- 靶区确定(表 3.1 和表 3.2)

  - 术后 2~3 个月的影像学检查可改善对切除范围的评估和瘤床的勾画,并提供更小、更稳定的靶区。

  - 治疗计划的 MRI 图像与模拟 CT 图像融合有助于靶区勾画。如有必要,也可对术前图像进行融合。

  - 在增强 T1 MRI 图像上,残余肿瘤通常表现为结节状增强,但坏死或钙化区域可能不会强化,与术前成像相比,其有一定价值。

  - 没有必要在原发性 GTV 内纳入硬脑膜尾部(定义为从原发性脑膜瘤延伸而来的线性增强)。然而,任何结节状增强都应该包括在内。

表 3.1　非典型脑膜瘤全切除术 (GTR) 后靶区勾画建议

靶区	定义和描述
GTV	整个术后瘤床
CTV	GTV+0.5cm, 在未受侵犯大脑或沿肿瘤生长的自然屏障处可减少
PTV	CTV+3~5mm

表 3.2　恶性脑膜瘤或非典型脑膜瘤次全切除术 (STR) 后靶区勾画建议

靶区	定义和描述
GTV	任何残存的肿瘤、强化的结节、骨增厚和 (或) 直接的骨侵犯, 以及术区瘤床
CTV	GTV+1cm, 在未受侵犯大脑或沿肿瘤生长的自然屏障处可减少
PTV	CTV+0.5cm

3.2　处方剂量

- 非典型脑膜瘤 GTR 术后 : 54~60Gy, 1.8~2Gy/fx。
- 恶性脑膜瘤 GTR 术后 : 60Gy, 1.8~2Gy/fx。
- 恶性脑膜瘤或非典型脑膜瘤 STR 术后 : 60~66Gy, 1.8~2Gy/fx。
- 在后一种治疗模式中, 可以进行同步加量。例如, 瘤床为 54Gy, 残留肿瘤为 60~66Gy/30fx。

3.3　治疗计划(表 3.3 和表 3.4)

- 所有非典型或恶性脑膜瘤患者的标准放疗技术包括 3D-CRT 和 IMRT/VMRT; 对

表 3.3　危及器官剂量限值建议

危及器官	建议的剂量限值 [a]
晶状体	最大剂量<7Gy, 可以接受 7~10Gy
视网膜	最大剂量<45Gy, 可以接受 45~50Gy
视神经	最大剂量<54Gy, 可以接受 54~58Gy
视交叉	最大剂量<54Gy, 可以接受 54~58Gy
脑干	最大剂量≤54Gy, 可以接受 54~58Gy
耳蜗	平均剂量≤45Gy

[a] 根据肿瘤学 NGR BN-003[1], 耳蜗限量根据《放射治疗器官限量国际指南》[2]。

表3.4　靶区覆盖和剂量限值建议

靶区	建议的剂量限值[a]
PTV	D95≥处方剂量的 100% D100≥处方剂量的 95%
总体计划,最大剂量	最大<110%处方剂量

[a] 根据肿瘤学 NGR BN003[1],某些情况下,增加适形性并使剂量降低更可取。

于 54Gy 以上的靶区剂量,建议采用逆向调强计划技术,以保留未受累的邻近脑组织和其他关键结构。

- 目前,关于非典型或恶性脑膜腺瘤患者的 SRS 资料仍然很少,主要局限于抢救性治疗,并存在较高的局部复发风险。通常见于较小的病变(直径<2.5m 或体积<7.5cm³),且有明显的边缘,并且离危及器官(OAR)有足够的距离,以允许可接受的剂量限制。
- 虽然质子治疗的经验仍然有限,但对于特定的患者来说,其具有理论上的剂量学优势,应进行个体化治疗。
- 在治疗过程中,应定期(每天到至少每周)使用图像引导来验证治疗的准确性,常用的方法有正交千伏 X 线、锥形束 CT 和(或)表面引导技术。
- 计划风险体积(PRV)也可能包括 OAR,以帮助实现治疗规划目标。PRV 通常被定义为各自的 OAR 加上均匀外扩 3mm。
- 在适用的情况下,对于光学器官内的结构、垂体、海马、脑干和耳蜗的剂量,也应仔细考虑并尽量减少(图 3.1)。
- 根据总剂量和肿瘤部位,可以考虑更保守的剂量限值。

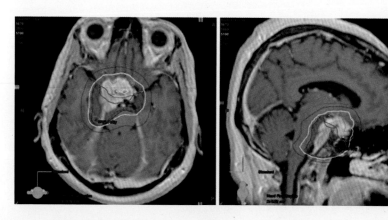

图 3.1　为了覆盖整个靶区并满足重要的剂量限值,PTV(青色所示)邻近危及器官(如视神经或视交叉)边缘的部分,可以与 PTV 的另一部分(蓝色所示)分开定义,规定为更低的剂量。

3.4　不良反应

不良反应见表 3.5。需要注意的是,不良反应主要取决于脑膜瘤的位置和放射治疗束的布置/剂量分布,并且任何未治疗的缺陷和先前的颅底疾病会增加不良反应的发生率。因此,不良反应在不同患者之间差异很大。

表 3.5　不良反应

急性不良反应	疲劳、嗜睡、头皮刺激/皮肤脱屑、脱发(暂时性或永久性)、中耳积液、可能的浆液性中耳炎伴听力下降、短暂的症状加重、头痛、恶心/呕吐、瘤周水肿导致新的或恶化的神经症状(如头痛、恶心、呕吐、癫痫、局灶性无力)
长期不良反应	长期神经认知功能下降(包括智力发育迟缓、认知缺陷、记忆力下降)、白内障、视力下降和(或)失明、垂体功能减退、听力损失
不常见或罕见风险	运动或感觉障碍、脑水肿或脑坏死(可能需要长期使用类固醇或额外手术)、继发性恶性肿瘤

(张璐　陆静钰　译)

参考文献

1. https://clinicaltrials.gov/ct2/show/NCT03180268.
2. Bhandare N, Jackson A, Eisbruch A, Pan CC, Flickinger JC, Antonelli P, Mendenhall WM (2010) Radiation therapy and hearing loss. Int J Radiat Oncol Biol Phys 76(3 Suppl):S50–S57.

推荐阅读

1. Hasan S et al (2015) The role of adjuvant radiotherapy after gross total resection of atypical meningiomas. World Neurosurg (83, 5):808–815. PMID 25535067.
2. Rogers L et al (2015) Meningiomas: knowledge base, treatment outcomes, and uncertainties. A RANO review. J Neurosurg 122(1):4–23. PMID 25343186.
3. Rogers L, Zhang P, Vogelbaum MA et al (2018) Intermediate-risk meningioma: initial outcomes firom NRG Oncology RTOG 0539. J Neurosurg 129(1):35–47. https://doi.org/10.3171/0 16.11. JNS161170. [published correction appears in J Neurosurg. 2018 Dec 1;129(6):1650].
4. Rogers CL, Won M, Vogelbaum MA et al (2020) High-risk Meningioma: Initial Outcomes from NRG Oncology/RTOG 0539. Int J Radiat Oncol Biol Phys 106(4):790–799. https://doi.org/10.1016/j.ijrobp.2019.11.028.

第 4 章

颅咽管瘤

Emily S. Lebow, Kylie H. Kang, Marc Bussieère, Helen A. Shih

4.1 模拟定位和靶区勾画的基本原则

- 通过个体化成型的热塑性面罩或立体定向框架进行固定。
- 采用钆增强前后的薄层 T1 和 T2 加权 MRI,辅以治疗计划 CT 扫描,勾画 GTV。靶区应包括肿瘤囊性部分。实性部分为 T1 低信号或等信号,T2 高信号,不均匀强化。囊性部分为 T1 和 T2 高信号,囊壁强化[1]。靶区勾画建议见表 4.1,示例见图 4.1。
- 对于有明显囊性成分的肿瘤,考虑在治疗期间重新成像,以评估囊肿大小的变化,以及是否需要囊肿引流或重新制订计划[2]。
- 可以考虑行 SRS、分次立体定向放射外科(FSRT)、3D–CRT、IMRT、VMAT 或 PBT。

4.2 处方剂量

- 常规分割放疗:50.4~55.8Gy,1.8~2.0Gy/fx[2,3]。

表 4.1 靶区勾画建议

靶区	定义和描述[3]
GTV	术后瘤床和(或)残留肿瘤,包括在术后 T2/FLAIR 和 T1 增强 MRI 上显示的实性和囊性成分(包括囊壁),以及术前与肿瘤粘连的任何部位
CTV	GTV+2~5mm,并包括可能存在肿瘤微小侵犯的其他高危区
PTV	CTV+1~5mm,考虑治疗过程中的摆位误差和(或)患者运动。这取决于所使用的固定装置和图像引导

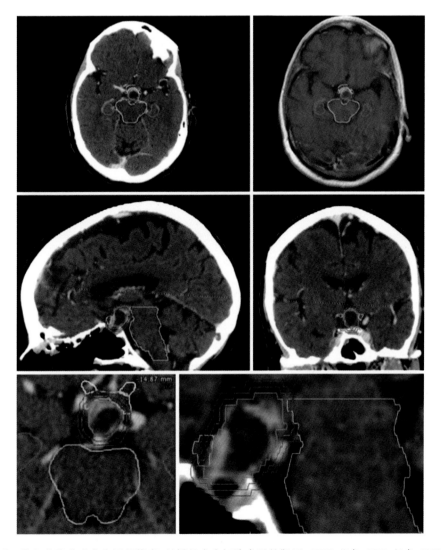

图 4.1 鞍上成釉质型成人颅咽管瘤,经蝶骨次全切除术后的靶区。GTV,蓝色;CTV,红色;PTV,褐色;脑干,绿色;视神经和视束,黄色;视交叉,青色。

- SRS：12~20Gy/fx[4]。
- 大分割 SRS：13~25Gy,2~5fx[5]。

4.3　治疗计划

- 考虑使用 3D-CRT、IMRT、VMAT、PBT 或 FSRT 来限制视交叉的剂量。对 1 例患者使用 VMAT 的光子计划见图 4.2。PBT 可以改善对正常脑实质的保护,对所有儿童患者和大部分成人患者可以考虑使用该技术(图 4.3)[3]。光子与质子计划的 DVH 图比较如图 4.2b 所示。

- 对于外照射治疗，治疗计划应按处方剂量规定覆盖至少 95% 的 PTV，同时不超过 OAR 的限制条件[3]。考虑到正常的组织耐受性，尽可能降低重要危及器官的照射剂量，将进一步降低组织损伤的风险(表 4.2)。

- 对于距离重要结构 3~5mm 的非常小的残留或复发肿瘤，可以考虑行 SRS[6]。

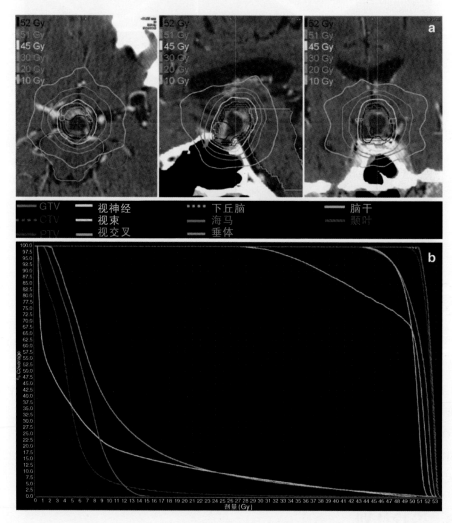

图 4.2　鞍上成釉质型颅咽管瘤。(a)使用 6 野 VMAT 拉弧的光子计划。GTV，蓝色；CTV，红色；PTV，褐色。处方剂量为 51Gy/30fx。(b)光子剂量–体积直方图(DVH)。

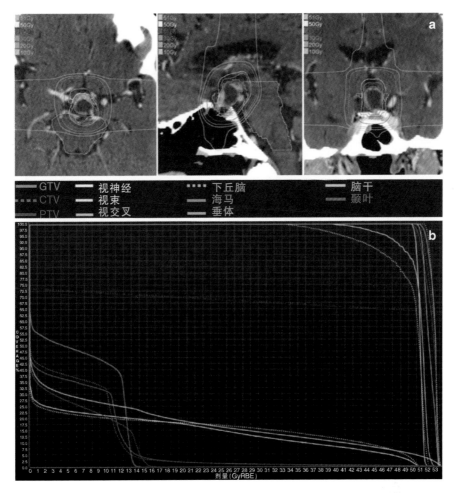

图 4.3 (a)图 4.2 中成釉质型鞍上颅咽管瘤患者的 PBT 计划。GTV,蓝色;CTV,红色;PTV,褐色。(b)质子 DVH。

4.4 临床思考

- 颅咽管瘤的治愈率较高。治疗中应注意准确识别肿瘤残留区与肿瘤微小浸润区域,并将其纳入照射野。

- 此外,尽可能减少对照射敏感的正常组织的照射,对于减少放疗的远期不良反应至关重要。应该告知患者潜在的急性和长期不良反应(表 4.3)。

表 4.2　正常组织剂量限值建议 *

危及器官	建议的剂量限值
视网膜	45Gy
晶状体	10Gy
视神经/视交叉	54Gy
内耳	45Gy,35Gy(儿童)
脑干	54Gy
垂体	50~55Gy,25Gy(儿童)ᵃ,优化计划,尽量减少垂体的剂量
海马	优化计划,尽量减少海马的剂量

*1.8~2.0Gy/d 分割放疗方案下,正常组织剂量限值建议为 50.4~55.8Gy。

a 如垂体剂量>20Gy,强烈建议筛查垂体功能是否减退,并根据需要采用激素替代疗法。

表 4.3　不良反应

急性不良反应	皮炎、脱发、疲劳、头痛、恶心
长期不良反应	继发于下丘脑－垂体功能障碍的内分泌紊乱、血管病变、视力下降、神经认知功能障碍[2.8]
不常见或罕见风险	继发性恶性肿瘤

（杨佳 译）

参考文献

1. Zada G, Lin N, Ojerholm E, Ramkissoon S, Laws ER (2010) Craniopharyngioma and other cystic epithelial lesions of the sellar region: a review of clinical, imaging, and histopathological relationships. Neurosurg Focus 28(4):E4.

2. Merchant TE, Kiehna EN, Kun LE, Mulhern RK, Li C, Xiong X et al (2006) Phase II trial of conformal radiation therapy for pediatric patients with craniopharyngioma and correlation of surgical factors and radiation dosimetry with change in cognitive function. J Neurosurg 104(2 Suppl):94–102.

3. Boehling NS, Grosshans DR, Bluett JB, Palmer MT, Song X, Amos RA et al (2012) Dosimetric comparison of three-dimensional conformal proton radiotherapy, intensity-modulated proton therapy, and intensity-modulated radiotherapy for treatment of pediatric craniopharyngiomas. Int J Radiat Oncol Biol Phys 82(2):643–652.

4. Veeravagu A, Lee M, Jiang B, Chang SD (2010) The role of radiosurgery in the treatment of craniopharyngiomas. Neurosurg Focus 28(4):E11.

5. Iwata H, Tatewaki K, Inoue M, Yokota N, Baba Y, Nomura R et al (2012) Single and hypo-fractionated stereotactic radiotherapy with CyberKnife for craniopharyngioma. J Neuro-Oncol 106(3):571–577.

6. Niranjan A, Kano H, Mathieu D, Kondziolka D, Flickinger JC, Lunsford LD (2010) Radiosurgery for craniopharyngioma. Int J Radiat Oncol Biol Phys 78(1):64–71.

7. Scoccianti S, Detti B, Gadda D, Greto D, Furfaro I, Meacci F et al (2015) Organs at risk in the brain and their dose-constraints in adults and in children: a radiation oncologist's guide for

delineation in everyday practice. Radiother Oncol 114(2):230–238.

8. Visser J, Hukin J, Sargent M, Steinbok P, Goddard K, Fryer C (2010) Late mortality in pediatric patients with craniopharyngioma. J Neuro-Oncol 100(1):105–111.

9. Sadetzki S, Chetrit A, Freedman L, Stovall M, Modan B, Novikov I (2005) Long-term follow-up for brain tumor development after childhood exposure to ionizing radiation for tinea capitis. Radiat Res 163(4):424–432.

推荐阅读

Boehling NS, Grosshans DR, Bluett JB, Palmer MT, Song X, Amos RA et al (2012) Dosimetric comparison of three-dimensional conformal proton radiotherapy, intensity-modulated proton therapy, and intensity-modulated radiotherapy for treatment of pediatric craniopharyngiomas. Int J Radiat Oncol Biol Phys 82(2):643–652.

第**5**章

副神经节瘤

Daniel Mark，Jonathan Knisely

5.1 模拟定位和靶区勾画的基本原则(表 5.1 和图 5.1)

- 多野照射、3D-CRT、IMRT、VMAT 和 SRS 是治疗副神经节瘤的标准技术。
- 当确定放疗方式时,最好考虑到肿瘤的大小及其与关键结构的相对位置。
- 只有当肿瘤邻近皮肤表面且大小适中时,才考虑使用电子线照射。
- 如果使用外照射放疗(EBRT)或无框架 SRS,CT 模拟定位应使用热塑性面罩进行固定;否则,应选用框架 SRS。
- 关于光子放疗技术,虽然有长期的随访数据,但 SRS 的数据相对缺乏。目前有关 PBT 的病例报道较少。
- 高分辨率增强 CT、MRI 或 PET 辅以合适的示踪剂 (结合生长激素抑制素受体亚型 2 和 5 的示踪剂),如 ^{68}Ga-DOTATOC 或 Gluc-Lys-TOCA 可用于融合,以准确识别 GTV[1,2]。

表 5.1 靶区勾画建议

靶区	定义和描述
GTV(EBRT 和 SRS)	CT、MRI 或 PET 扫描图像上的肿瘤范围
CTV(EBRT 和 SRS)	CTV=GTV+0~0.7cm
	GTV 可沿邻近血管(例如,颈内静脉)进一步外扩
PTV	EBRT: CTV+0.3~0.8cm
	取决于患者体位的舒适性、面罩贴合度和图像引导技术
	SRS: CTV+0.1~0.2cm

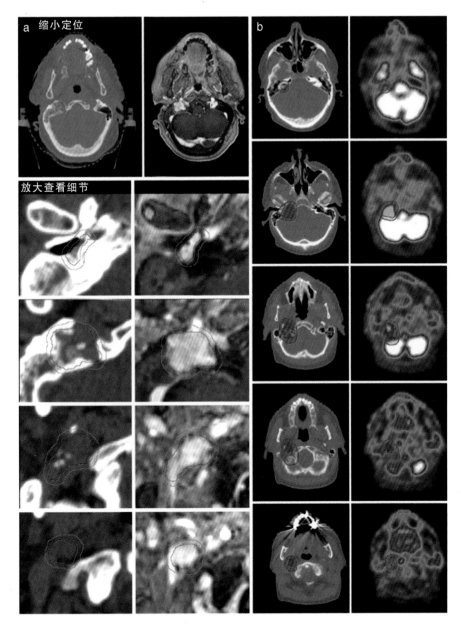

图 5.1 图像融合技术在 2 例右侧副神经节瘤靶区勾画中的应用。GTV 和 CTV,红色;PTV,蓝色。
(a)MRI T2 加权序列(多分割 SRS,外扩 0.2cm)。(b)PET 引导(IMRT,外扩 0.7cm)。

5.2　处方剂量

- IMRT: 45~55Gy,1.8~2.0Gy/fx,使用 6~10MV 光子。
- 分割 SRS:21Gy/3fx 或 25Gy/5fx,使用 6~10MV 光子。
- 单次分割 SRS:13~20Gy,使用 MV 级光子。

5.3　治疗计划(图 5.2 至图 5.4,表 5.2 至表 5.4)

- 由于肿瘤一般为非恶性,在提高靶区剂量达到较高肿瘤控制率的同时,应尽量降低周围正常组织受照剂量,尽可能保护肿瘤周围重要器官和组织,如脑干、脑神经、耳蜗、晶状体、腮腺、视网膜和颞叶。当选择治疗方法时,如果靶区内有脑神经,应考虑剂量不均匀性可能导致永久性功能丧失。

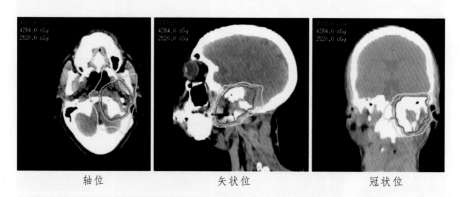

　　　　　　轴位　　　　　　　　　　矢状位　　　　　　　　　冠状位

图 5.2　副神经节瘤,使用共面四野方法和 6MV 光子(处方剂量为 5040cGy)IMRT 计划示例。红色线为 95% 等剂量线,绿色线为 85% 等剂量线,黄色线为 50% 等剂量线。

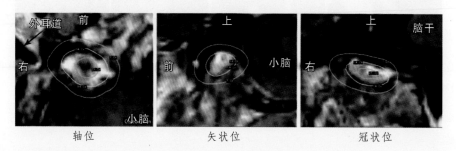

　　　　　　轴位　　　　　　　　　　矢状位　　　　　　　　　冠状位

图 5.3　右侧副神经节瘤,γ 刀 SRS(处方剂量为 14Gy,50% 等剂量线)放疗计划。黄色线为 50% 等剂量线。最中心为 21Gy 等剂量线,周围为 7Gy 等剂量线。

- 虽然已充分证明 3D-CRT 可以控制肿瘤,但如果通过简单的技术无法实现剂量限制,应选择 IMRT、SRS 或 PBT,以降低正常组织发病率。

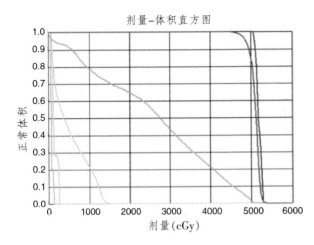

剂量-体积直方图

图 5.4　左侧颈静脉鼓室副神经节瘤,IMRT 计划的 DVH（与图 5.2 为同一患者，处方剂量为 5040cGy）。PTV,红色;同侧耳蜗,紫色;脑干,绿色;对侧腮腺,黄色;对侧晶状体,蓝色;同侧晶状体,淡紫色[1, 2]。

表 5.2　1.8~2Gy 分割方案 IMRT 危及器官剂量限值建议

危及器官	建议的剂量限值
脑干	最大剂量<54Gy[a],D1~10mL≤59Gy[a],最大剂量 55Gy[b]
同侧耳蜗	平均剂量≤45[a],D5% ≤55Gy[c]
晶状体	最大剂量<5Gy[b]
视神经/视交叉	最大剂量<55Gy[a]
腮腺(保留对侧)	平均剂量<20Gy[a]
视网膜/双眼	最大剂量<45Gy[b]
脊髓	最大剂量<50Gy[a]
颞叶/大脑	最大剂量<60Gy[a]

[a] QUANTEC [3]。

[b] RTOG 0539。

[c] RTOG 0615。

表5.3   单次分割 SRS 正常组织剂量限值建议

危及器官	建议的剂量限值
脑干	最大剂量<12.5Gy[a]
同侧耳蜗	最大剂量≤14Gy[a]
脑神经(包括视神经)	最大剂量<12Gy[4]
视神经/视交叉	最大剂量<12Gy[a]
脊髓	最大剂量<13Gy[a]
颞叶/大脑	V12mL<5mL[a]

[a] QUANTEC[3]。

表5.4   靶器官的不良反应和随访管理

急性不良反应	局灶性脱发、皮炎、头晕、疲劳、黏膜炎、口干症
长期不良反应	咽鼓管功能障碍、面部麻木、听力丧失、皮肤纤维化、口干症
治疗建议	使用皮肤保湿霜(如阿夸弗尔®、芦荟、凡士林®)治疗皮炎,使用利多卡因漱口水治疗黏膜炎、使用磷酸钙漱口液治疗口干症

(谢鹏 李晓琳 译)

参考文献

1. Astner STA, Essler MA, Bundschuch RAA et al (2007) 18F-Octreotate positron emission tomography (PET) for target volume delineation in stereotactic radiation therapy planning of glomus tumors. Int J Radiat Oncol Biol Phys 69(Suppl 3):S545–S546.
2. Perez CA, Thorstad WL (2013) Unusual nonepithelial tumors of the head and neck. In: Halperin EC, Wazer DE, Perez CA, Brady LW (eds) Perez and Brady's principles and practice of radiation oncology. Wolters Kluwer Health/Lippincott Williams & Wilkins, Philadelphia, pp 868–875.
3. Marks LB, Yorke ED, Jackson A, Ten Haken RK, Constine LS, Eisbruch A, Bentzen SM, Nam J, Deasy JO (2010) Use of normal tissue complication probability models in the clinic. Int J Radiat Oncol Biol Phys 76(3 Suppl):S10–S19.
4. Milano MT, Usuki KY, Walter KA, Clark D, Schell MC (2011) Stereotactic radiosurgery and hypofractionated stereotactic radiotherapy: normal tissue dose constraints of the central nervous system. Cancer Treat Rev 37(7):567–578.

推荐阅读

外科治疗与放射治疗结果

1. Gilbo P, Tariq A, Morris CG, Mendenhall WM (2015) External-beam radiation therapy for malignant paraganglioma of the head and neck. Am J Otolaryngol 36(5):692–696.
2. Ivan ME, Sughrue ME, Clark AJ, Kane AJ, Aranda D, Barani IJ, Parsa AT (2011) A meta-anal-

ysis of tumor control rates and treatment-related morbidity for patients with glomus juulare tumors. J Neurosurg 114(5):1299–1305.

3. Knisely JP, Linskey ME (2006) Less common indications for stereotactic radiosurgery or fractionated radiotherapy for patients with benign brain tumors. Neurosurg Clin N Am 17(2):149–167.

4. Knisely JPS, Ramakrishna R, Schwartz TH (2018) Letter to the Editor. How safe, really, is jugular paraganglioma radiosurgery? J Neurosurg 1:1–3.

5. Lieberson RE, Adler JR, Soltys SG, Choi C, Gibbs IC, Chang SD (2012) Stereotactic radiosurgery as the primary treatment for new and recurrent paragangliomas: is open surgical resection still the treatment of choice? World Neurosurg 77(5–6):745–761.

6. Patel NS, Carlson ML, Pollock BE, Driscoll CLW, Neff BA, Foote RL et al (2018) Long-term tumor control following stereotactic radiosurgery for jugular paraganglioma using 3D volumetric segmentation. J Neurosurg 1:1–9.

常规外照射放射治疗

1. Dickens WJ, Million RR, Cassisi NJ, Singleton GT (1982) Chemodectomas arising in temporal bone structures. Laryngoscope 92(2):188–191.

2. Dupin C, Lang P, Dessard Diana B, Simon JM, Cuenca X, Mazeron JJ, Feuvret L (2014) Treatment of head and neck paragangliomas with external beam radiation therapy. Int J Radiat Oncol Biol Phys 89(2):353–359.

多次分割 SRS

Schuster D, Sweeney AD, Stavas MJ, Tawfik KY, Attia A, Cmelak AJ, Wanna GB (2016) Initial radiographic tumor control is similar following single or multi-fractionated stereotactic radiosurgery for jugular paragangliomas. Am J Otolaryngol 37(3):255–258.

第 6 章

垂体腺瘤

Cheng-Chia Lee , Jason P. Sheehan

6.1 模拟定位和靶区勾画的基本原则(表 6.1,图 6.1)

- 对垂体腺瘤可采用 γ 刀、射波刀、直线加速器放射外科 、3D-CRT、SRT、IMRT、VMAT 或 PBT。由于大多数垂体腺瘤是良性的,肿瘤边界清晰,立体定向、精准的治疗方式是首选。
- 对于传统的单次 γ 刀放射外科治疗,可以使用 Leksell 框架固定头部。然而,其他放射外科和放疗通常采用 CT 模拟定位,使用热塑性面罩固定头部。最新型号的γ 刀(Icon®),也可采用 CT 模拟定位和热塑性面罩固定头部。
- 获取钆增强前后的 T2 和 T1 薄层扫描 MRI(对于术后腺瘤,有时使用薄层动态对比增强成像或脂肪抑制成像)进行靶区勾画。增强前序列包括冠状位和矢状位T1 加权(1mm 层厚)、快速自旋回波(FSE)轴位和冠状位 T2 加权(1mm 层厚)序列。增强后序列包括冠状位 T1 加权(1mm 层厚)、矢状位 FSE T1 加权(1mm 层厚)和冠状位扰相梯度回波(SPGR)T1 加权序列。使用增强或平扫 CT 勾画靶区,对于

表 6.1 靶区勾画建议

靶区	定义和描述
GTV	术后 T1 钆增强前后的肿瘤侵犯范围。术后 3 个月的 MRI 有助于确定肿瘤残留/复发。有时,对于微腺瘤,采用薄层动态增强成像
CTV	对于大多数垂体腺瘤,CTV 一般等于 GTV,但考虑到硬脑膜和(或)海绵窦侵犯,可外扩一定的边界
PTV	对于单次分割 SRS,PTV 一般等于 CTV。对于大分割 SRS 或分割放疗,根据治疗和固定装置,可以外扩 1~2mm 的边界,以考虑系统的不确定性。对于常规分割放疗,CTV+3~5mm,以生成 PTV

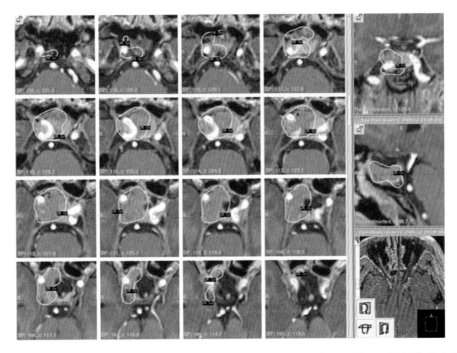

图 6.1　1 例无功能腺瘤患者的靶区(黄色所示)。通常会同时勾画视神经、视交叉和视束(红色和蓝色所示)。

某些系统的剂量校正计算和 CT 模拟有一定意义。CT 对有 MRI 禁忌证的患者也有价值。

- 对于部分切除或复发的腺瘤,应明确残留肿瘤的边界和正常垂体组织。术中若发现海绵窦边缘的硬脑膜侵犯,可能需要沿着海绵窦边缘将硬脑膜纳入 GTV。对于引起肢端肥大症和库欣病等的功能性腺瘤,很容易出现硬脑膜浸润,对硬脑膜边缘进行放疗是非常必要的。
- 在可能的情况下,应注意避免高剂量或"热点"照射重要的神经血管结构,如肿瘤周围的视觉器官、脑神经或海绵窦区域内的颈动脉。理想情况下,为了准确计算照射剂量和减轻照射引起的视神经病变,视觉器官需要被清晰地勾画出来。如果腺瘤包绕颈内动脉(ICA)和(或)侵犯海绵窦硬脑膜,则可将 ICA 的海绵窦部分纳入 GTV。

6.2　处方剂量

- 一般来说,针对无功能腺瘤的单次分割放射外科治疗的边缘剂量为 12~18Gy,针对功能性腺瘤的单次分割放射外科治疗的边缘剂量为 15~30Gy。由于功能性腺瘤对全身的影响可能非常大,给予合理的高剂量(边缘剂量≥20Gy)照射可以更快地使激素正常化,并有效地控制肿瘤的生长。

- 然而,目前尚不清楚更大的边缘剂量(例如,20Gy 对 30Gy)会在多大程度上导致延迟性垂体功能减退。如果功能性腺瘤的靶区位于海绵窦,可以制订更大边缘剂量的放射外科计划,同时保护大部分正常的垂体柄、腺体和视觉器官。无功能的垂体腺瘤需要的放射外科边缘剂量比功能性腺瘤要小。无功能腺瘤的最低有效剂量是已知的,许多中心给予边缘剂量 12~15Gy 的单次照射。

- 低分割和分割剂量方案根据靶区体积、位置、肿瘤类型(功能性与非功能性)、先前是否采取过放疗,以及是否邻近重要结构而有所不同。常用的治疗方案包括21Gy/3fx、20Gy/4fx、25Gy/5fx。对于常规分割 3D-CRT、IMRT/VMAT、PBT 和碳离子治疗,无功能垂体腺瘤的常用处方剂量为 45~50.4Gy,1.8Gy/fx,功能性垂体腺瘤为 50.4~54Gy,1.8Gy/fx。

6.3 治疗计划

- 在过去的几十年,γ 刀放射外科(图 6.2)、射波刀、直线加速器放射外科、3D-CRT、

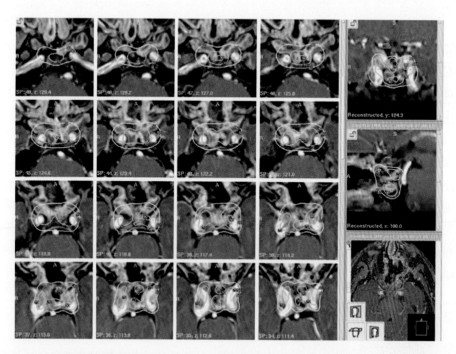

图 6.2　1 例无功能腺瘤患者的 γ 刀计划。以等剂量线的百分比(%)表示:绿色线为 95% 和 70% 的等剂量线,黄色线为 50% 的等剂量线。

IMRT、VMAT、PBT(图6.3)或碳离子治疗都被用于治疗垂体腺瘤。在过去的几十年里,这些技术和设备发生了巨大的变化。

- 同时,由于垂体腺瘤是孤立的、体积小、属于晚反应组织,且邻近重要结构,放射外科治疗在垂体腺瘤治疗中越来越受欢迎。

- 放射外科(如γ刀或射波刀、基于直线加速器的放射外科)可以分2~5次进行,根据某些特定病例的剂量限制制订更优化的剂量计划。

- 垂体腺瘤目前的治疗计划使用的是基于计算机的剂量计划软件 (例如,Gamma Plan,Elekta Instruments,Inc.)。首先,勾画出病变和周围结构。其次,制订剂量计划,为靶区提供理想剂量,对周围重要结构给予安全剂量。最后,对适形度、剂量均匀性和梯度指数进行评估和调整,以优化治疗计划。

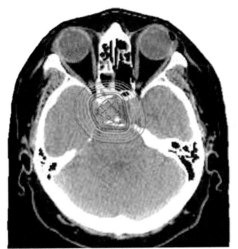
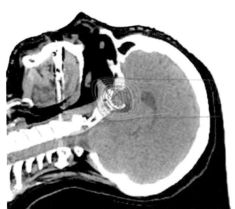
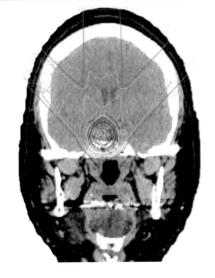

图6.3　1例无功能垂体腺瘤患者的PBT计划。处方剂量为45Gy/25fx(等剂量线)。使用均匀扫描的3个光束。

- SRS 照射后的视力恶化少见，如果视觉器官的剂量限制在单次剂量≤8Gy，视力恶化通常是可以避免的。一些小组报道视觉器官接受 10~12Gy 的单次照射后，并未出现并发症。

- 传统上，腺瘤边缘和视觉器官之间的距离最好在 3mm 以上。虽然视觉器官之间的绝对距离不是限制因素，但其决定了必须构造何种程度的照射梯度，以便视觉器官接受可耐受的剂量，同时腺瘤接受有效剂量。如果不能建立可接受的梯度，则应考虑替代治疗。现代放射外科治疗的设备允许的距离降至 1~2mm。

- 最终，重要结构可耐受的绝对剂量可能因患者而异，其受到一些因素的影响，如先前垂体腺瘤对视觉器官的损害、缺血性变化、先前干预的类型和时机（例如，分割放疗和手术）、患者的年龄，以及是否存在其他并发症（例如，糖尿病或高血压）。参见表 6.2。

- 与视神经相比，海绵窦区的大多数脑神经似乎对射线的耐受性更好，但关于脑神经病变，特别是在重复放射外科治疗后，已经有很多的报道。虽然海绵窦区神经的耐受剂量尚不确切，但已有报道详细说明了有效的单次放射外科剂量为 19~30Gy，这一区域产生明显不良反应的风险很低。SRS 照射后，颈动脉海绵体段损

表 6.2　正常组织的剂量限值建议

危及器官	建议的剂量限值
视神经和视交叉	单次分割 SRS，最大剂量<8Gy 5 次分割 HSRT 剂量：23.3Gy（18.3~25.1Gy）至最大剂量 常规分割放疗剂量：视神经 50Gy，视交叉 54Gy（中等风险脑膜瘤基于 RTOG 0539）
海马和下丘脑	使用射线束角度和放疗计划技术（例如，GK、射波刀、基于直线加速器的放射外科、IMRT、碳离子或质子治疗），使海马和下丘脑的剂量最小 对于常规分割放疗，根据 RTOG 0933，剂量<100% 海马剂量 9Gy，最大剂量≤16Gy
正常垂体组织	使用射线束角度和放疗计划技术（例如，GK、射波刀、基于直线加速器的放射外科、IMRT、碳离子或质子治疗），使正常垂体腺和垂体柄的剂量最小
脑干	根据临床正常组织效应定量分析（QUANTEC），SRS 最大剂量为 12.5Gy 5 次分割 HSRT 剂量为 25Gy 常规分割放疗剂量：55Gy（中等风险脑膜瘤基于 RTOG 0539）
眼睛	视网膜常规分割放疗剂量：45Gy 至最大剂量（中等风险脑膜瘤基于 RTOG 0539）
晶状体	常规放疗最大剂量：5Gy（0.03mL）（中等风险脑膜瘤基于 RTOG 0539）

伤较少。

- 使用标准分割方案（>5 次），3D-CRT、IMRT、VMAT 和碳离子治疗或 PBT 可被用于治疗某些病例，特别是因肿瘤体积较大、肿瘤边界不太清晰或距离重要结构太近而不适合行单次分割或低分割方案的患者。
- 对于 3D-CRT，通常使用多个非相对和非共面的光束。尽量避免任何光束通过眼睛。
- 对于 IMRT 或 VMAT，使用逆向计划及治疗计划目标，列出 PTV 覆盖的靶区和 OAR(包括眼睛、晶状体、脑干、海马、视神经和视觉器官)的剂量限值。
- 对于 PBT，如有可能，通常使用 3 个射束，选择的角度应避开海马。

6.4　不良反应

SRS 治疗的并发症因肿瘤大小、肿瘤范围和放射剂量而不同，见表 6.3。

与常规分割放疗相关的并发症见表 6.4。

表 6.3　SRS 治疗的并发症

急性(数天内出现)	一些急性照射损伤,如皮肤变化和脱发,目前很少出现
早期毒性(数周至数年)	垂体功能减退和下丘脑功能障碍、放射性坏死、新发的视力下降或其他脑神经功能障碍
晚期毒性(数月至数年)	垂体功能减退;继发性肿瘤和颈内动脉狭窄或闭塞罕见

表 6.4　与常规分割放疗相关的并发症

急性毒性	脱发、皮肤红斑、疲劳和头痛
晚期毒性	垂体功能减退(甲状腺和皮质醇最常见)、下丘脑功能障碍、视神经病变和海绵窦区的其他脑神经病变、放射性坏死、神经认知障碍、血管并发症和继发性恶性肿瘤

(胡漫　杨佳　译)

推荐阅读

1. Burt L, Suneja G, Shrieve D (2018) Pituitary adenoma. In: Chang EL, Brown P, Lo SS, Sahgal A, Suh J (eds) Adult CNS radiation oncology, 1st edn. Springer Nature.
2. Kotecha R, Sahgal A, Rubens M et al (2020) Stereotactic radiosurgery for non-functioning pituitary adenomas: meta-analysis and International Stereotactic Radiosurgery Society practice opinion. Neuro-Oncology 22(3):318–332.
3. Lee CC, Sheehan J (2015) Radiosurgery for Pituitary adenoma. In: Lunsford DL, Sheehan J (eds) Intracranial stereotactic radiosurgery, 2nd edn. Thieme Medical Publishers.

第 7 章

前庭神经鞘瘤

Colin E. Champ, Haisong Liu, Wenyin Shi

7.1 模拟定位和靶区勾画的基本原则

- 对于前庭神经鞘瘤(VS),是采用 SRS 还是 FSRT 方案,不同医疗机构选择的方案也不同。应根据肿瘤生长、听力损伤、症状、脑神经功能、肿瘤大小、体力状态和患者偏好进行深入讨论,然后选择治疗方案。

- 根据治疗方法的不同,使用热塑性面罩或头架(如 MRI 兼容的 Leksell 立体定向框架)对 γ 刀进行固定。对于射波刀,使用热塑性面罩固定。

- 除了全面体格检查外,还应进行充分的影像学检查,以便进行诊断、分期和计划。平扫定位 CT 有助于勾画 GTV 和正常组织结构。除非有禁忌证,应对所有患者行钆增强颅底容积 MRI 扫描,扫描层厚 1~1.5mm。VS 在 T1 加权 MRI 序列上显示最佳,应与定位 CT 图像融合。对于听力正常的患者,在治疗前应进行听力图检查。

- 在 MRI 的每一个层面上勾画靶区。当制订计划时,应勾画出同侧耳蜗,将其剂量降至最低,以保护听力功能。对于 SRS,在使用框架系统时,通常不外扩形成 PTV。当使用面罩系统时,可以外扩 1~2mm 边界。对于接受 FSRT 治疗的患者,应外扩 1~2mm 形成 PTV(表 7.1,图 7.1 和图 7.2)。

7.2 处方剂量

- SRS 通常被用于治疗没有脑干受压的较小 VS。常用处方剂量为单次 12~13Gy。当使用 γ 刀时,使用 50% 等剂量线;而当使用直线加速器或射波刀时,使用 70%~80% 等剂量线(表 7.2)。

- 当患者为功能性听力或边缘型听力时(Gardner-Robertson 值≤2),许多机构选择

表 7.1　靶区勾画建议

靶区	定义和描述
GTV	T1 增强 MRI 显示的强化病灶
CTV	没有 CTV
PTV	基于框架系统：PTV=GTV
	基于面罩系统：PTV=GTV+1~2mm

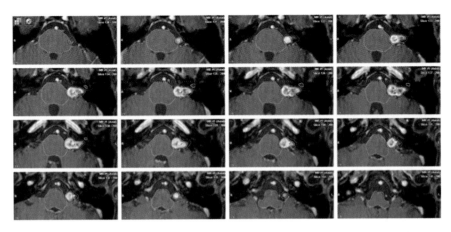

图 7.1　前庭神经鞘瘤在 T1 增强 MRI 上显示最佳。对于基于面罩固定的治疗，应外扩 1~2mm 形成 PTV。对于前庭神经鞘瘤较小的患者，特别是听力不佳的患者，SRS 是首选的治疗方法。

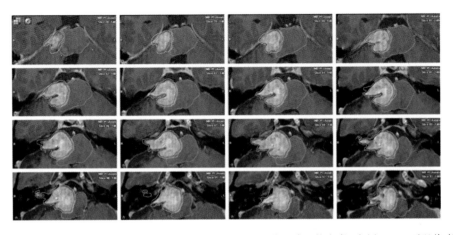

图 7.2　对于前庭神经鞘瘤较大的患者，特别是那些脑干明显受压的患者，应用 FSRT 可以将毒性降至最低。应外扩 1~2mm 形成 PTV。图示为 1 例术后肿瘤大量残留的患者，接受 FSRT 治疗，每次 1.8Gy，共 46.8Gy。

进行 FSRT，以最大限度地保护听力（图 7.3）。常用处方剂量为 46.8~50.4Gy，1.8Gy/fx。当患者肿瘤较大，特别是脑干受压时，通常采取 FSRT 治疗(表 7.2，图 7.2)。

7.3　治疗计划

- 对于 FSRT，应使用适形度较高的放射技术来实现最佳的肿瘤覆盖，将邻近重要结构的剂量降至最低，包括脑干和耳蜗。应采用 3D–CRT、IMRT 或 VMAT 和每日图像引导放疗(IGRT)。
- 对于 SRS，可以根据治疗平台使用不同的计划技术。γ 刀治疗采用球形填充技术。基于直线加速器的治疗通常使用动态拉弧、IMRT 或 VMAT(图 7.4)。射波刀系统通过其专用计划系统生成许多节点来实现 PTV 的覆盖。
- 正常组织限制剂量见表 7.3 和表 7.4。

表 7.2　建议剂量	
SRS	12~13Gy/fx
FSRT	46.8~50.4Gy，1.8Gy/fx

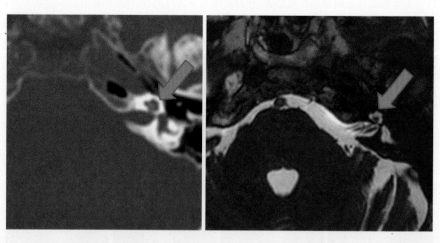

图 7.3　对于有功能性听力下降的患者，同侧耳蜗应勾画清晰，照射剂量应最小。耳蜗在非强化的 CT 骨窗或 T2 MRI 上显示最佳。

7.4 不良反应

- SRS 的急性不良反应通常是轻微和短暂的,包括疲劳、头痛、恶心、头晕和耳鸣。晚期并发症主要是面部无力、听力损失、面部麻木和脑干坏死。由于使用剂量低,面神经/三叉神经损伤和脑干坏死的风险一般<5%。SRS 治疗后囊性病变扩张可能导致第四脑室受压,造成脑积水。
- FSRT 耐受性良好;常见的不良反应有疲劳、恶心、头晕、头痛、面部麻木、耳鸣和听力丧失。症状通常较轻,放疗后很快消失。脑神经损伤或脑干损伤的风险可以忽略不计。

7.5 随访

- 建议每隔 6~12 个月进行一次 MRI 扫描。
- 随访还应包括密切的临床观察,以发现听力障碍、面部无力或面部麻木等早期症状。前庭神经鞘瘤经治疗后,多年后随访很少会发生恶变。对于接受 SRS 或 FSRT 治疗的患者,进行长期影像学随访是非常重要的。

表 7.3 FSRT 正常组织剂量限值建议

危及器官	建议的剂量限值[1]
脑干	最大剂量<54Gy
耳蜗	平均剂量<40Gy
脊髓	最大剂量<45Gy

表 7.4 SRS 正常组织剂量限值建议

危及器官	建议的剂量限值[2]
脑干	最大剂量<12.5Gy
耳蜗	平均剂量<4.2Gy(中央耳蜗)
脊髓	最大剂量<14Gy
	0.35mL 以下<10Gy

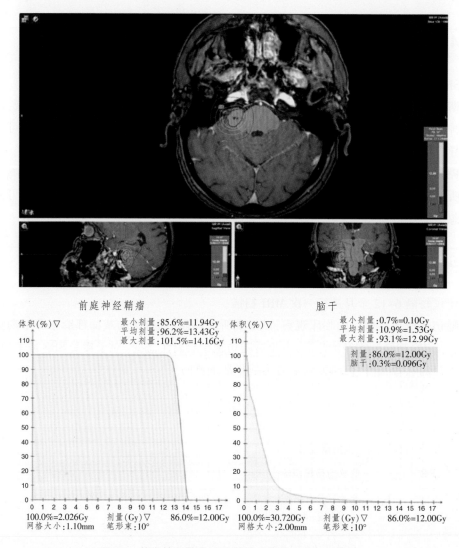

图 7.4　前庭神经鞘瘤 SRS 治疗方案及 DVH。(待续)

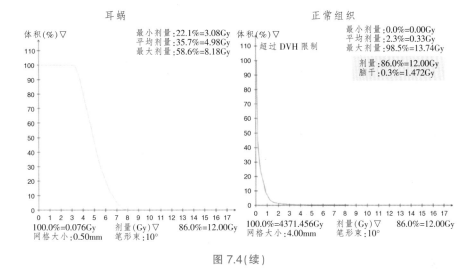

图 7.4（续）

（杨佳 吴倩 译）

参考文献

1. Champ CE, Shen X, Shi W (2013) Reduced-dose fractionated stereotactic radiotherapy for acoustic neuromas: maintenance of tumor control with improved hearing preservation. Neurosurgery 73(3):489–496.
2. Kano H, Kondziolka D, Khan A (2009) Predictors of hearing preservation after stereotactic radiosurgery for acoustic neuroma. J Neurosurg 111(4):863–873.

推荐阅读

1. Champ CE, Shen X, Shi W (2013) Reduced-dose fractionated stereotactic radiotherapy for acoustic neuromas: maintenance of tumor control with improved hearing preservation. Neurosurgery 73(3):489–496.
2. Murphy ES, Suh JH (2011) Radiotherapy for vestibular schwannomas: a critical review. Int J Radiat Oncol Biol Phys 79(4):985–997. https://doi.org/10.1016/j.ijrobp.2010.10.010.

第 8 章

血管外皮细胞瘤

Salman Faruqi, Chia-Lin Tseng, Arjun Sahgal

8.1 模拟定位和靶区勾画的基本原则

- 对于全切除和次全切除术后患者,均应考虑行辅助放疗。
- CT 模拟定位取仰卧位,使用热塑性面罩固定头部,并采取薄层扫描(1~2mm)。
- 获取薄层(1~2mm)钆增强后的 T1 轴位 MRI 序列和 T2/FLAIR MRI 序列图像。
- 应考虑将术前、术后 T1 钆增强±T2/FLAIR MRI 图像与定位 CT 图像融合,以帮助勾画靶区(图 8.1)。
- 表 8.1 总结了靶区勾画的建议。图 8.2 提供了一个示例。

8.2 处方剂量

- 1 级:50~54Gy,25~30fx,每天 1 次。
- 2~3 级:60Gy/30fx,每天 1 次,或考虑行 35 次同步加量方案,即残留 GTV 和高剂量 PTV 给予 70Gy/35fx(PTV1),残留 GTV、CTV 和低剂量 PTV(PTV2)给予 64Gy。第二种方案是我们的内部实践,目前还没有数据报道来验证这一方法。

8.3 治疗计划(图 8.3 和图 8.4)

- 可以应用 3D-CRT、IMRT、VMAT 或 PBT。
- 治疗计划目标:95%的处方剂量覆盖 95%的 PTV,同时遵守 OAR 的剂量限值。
- 建议每天采用骨性配准的 CBCT 进行图像引导放疗。
- 表 8.2 描述了剂量限值。

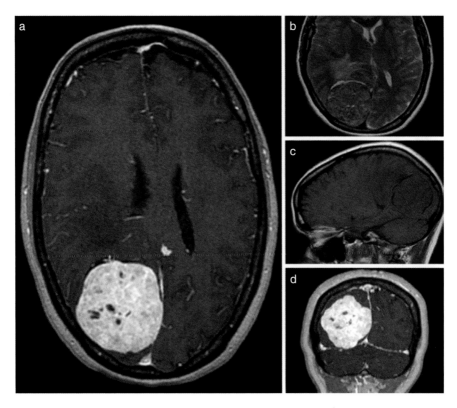

图 8.1 患者，57 岁，间歇性头痛和左侧偏盲。术前 MRI 显示右侧顶枕部肿物，紧邻后方大脑镰，直径为 6.3cm。(a)钆增强 T1 图像。(b)轴位 T2 螺旋桨图像。(c)矢状位 T1 FLAIR 序列图像。(d)冠状位钆增强 T1 图像。

表 8.1 靶区勾画建议

靶区	定义和描述
GTV	钆增强 T1 图像显示的残留肿瘤
CTV	1 级：CTV=GTV+0~0.5cm
	2~3 级：CTV=GTV+0.5~2.0cm。注意，CTV 还应包括术腔，需要考虑肿瘤扩散的解剖屏障，包括骨、硬脑膜、大脑镰和小脑幕。术前 MRI 可以用于指导沿硬脑膜勾画术腔范围。有些还需要于术腔外扩 0.5~2.0cm，对于 3 级来说更是如此
PTV	PTV=CTV+0.3~0.5cm，取决于患者的体位、面罩合适度、图像引导技术

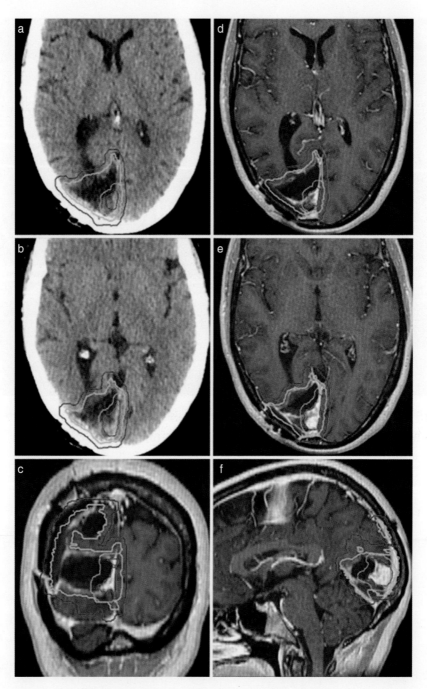

图 8.2　WHO Ⅱ级血管外皮细胞瘤患者,行次全切除术后的靶区和影像图像。术后 MRI 显示局灶性结节,疑似肿瘤残留。术后图像:轴位 CT(a,b)和 T1 增强 MRI 轴位(d,e)、冠状位(c)和矢状位(f)图像。GTV,红色;CTV,绿色;PTV1,橙色;PTV2,蓝色。PTV1 的剂量为 70Gy,PTV2 的剂量为 64Gy/35fx。

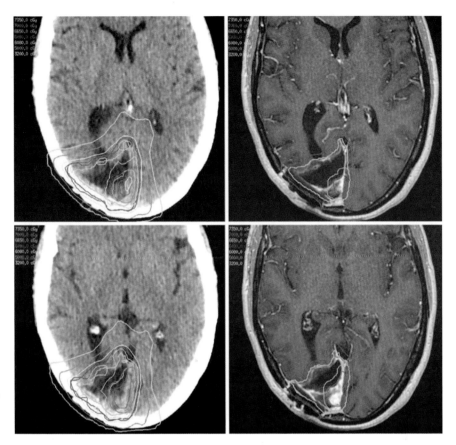

图 8.3　图 8.2 中患者的治疗计划。黄色线是 73.5Gy 等剂量线(70Gy 的 105%),粉色线是 70Gy 等剂量线,橙色线是 66.5Gy 等剂量线(70Gy 的 95%),紫色线是 64Gy 等剂量线,浅橙色线是 60.8Gy 等剂量线(64Gy 的 95%),浅蓝色线是 32Gy 等剂量线(64Gy 的 50%)。

8.4　不良反应

不良反应见表 8.3。

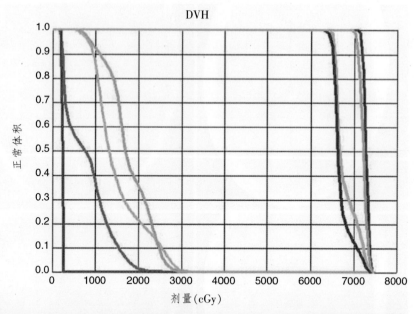

类型		ROI	试验记录	最小	最大	平均	Std. Dev.
◇	▬	脑干	brai	170.1	2590.4	788.6	528.4
◇	▬	右侧耳蜗	brai	211.3	254.1	228.5	10.2
◇	▬	CTV64	brai	6362.7	7492.9	6777.4	257.9
◇	▬	CTV70	brai	7094.2	7465.8	7273.4	72.0
◇	▬	左侧海马	brai	479.8	3181.3	1516.9	591.8
◇	▬	右侧海马	brai	531.9	3136.9	1782.6	513.5
◇	▬	PTV64	brai	5961.6	7492.9	6687.2	218.3
◇	▬	PTV70	brai	6852.1	7492.9	7205.6	95.2

ROI 统计

图 8.4　前述病例的 DVH。97% 的 PTV2 覆盖剂量为 64Gy，96% 的 PTV1 覆盖剂量为 70Gy。100%的 PTV2 覆盖剂量为 60.8Gy（64Gy×95%），100% 的 PTV1 覆盖剂量为 66.5Gy（70Gy×95%）。

表 8.2 1.8~2Gy/fx 分割方案危及器官剂量限值建议

危及器官	建议的剂量限值
视神经和视交叉	最大剂量<54Gy
脑干	最大剂量<54Gy
耳蜗	平均剂量≤30Gy
眼球	最大剂量<45Gy
晶状体	最大剂量<10Gy
海马	平均剂量<20Gy
垂体	最大剂量<45Gy,平均剂量<30Gy

表 8.3 不良反应

急性不良反应	疲劳、皮炎、脱发、头痛,以及脑水肿引起的恶心/呕吐和头痛
亚急性不良反应	嗜睡综合征、脑水肿
长期不良反应	垂体功能减退、听力损伤、白内障、白质脑病、神经认知障碍、放射性坏死和继发性恶性肿瘤

（胡漫 杨佳 译）

推荐阅读

Kubicky CD, Sahgal A, Chang EL, Lo SS (2014) Rare primary central nervous system tumors. Rare Tumors 6(3):5449.

第 **9** 章

脊索瘤和软骨肉瘤

Majed Alghamdi, Normand Laperriere, Julian Spears, Arjun Sahgal

9.1 颅底斜坡脊索瘤

9.1.1 模拟定位和靶区勾画的基本原则

- CT 模拟定位采取仰卧位,使用热塑性面罩固定,薄层(1~2mm)扫描。
- 靶区勾画使用钆增强薄层 T1 MRI 轴位图像和脂肪抑制序列颅底 MRI 图像,也强烈建议使用 T2 MRI 图像。
- 对于术后患者,术前和术后钆增强±T2/FLAIR MRI 图像与 CT 模拟图像进行融合,有助于靶区勾画。
- 靶区范围取决于是否进行过减瘤手术和手术切除的范围。
- 表 9.1 显示了颅底脊索瘤患者的术后靶区范围。
- 注意:如果未进行手术或只行简单的活检,GTV=肉眼可见的肿瘤,CTV=GTV+0.5cm,通常包括颅内手术路径,同时考虑解剖边界,PTV=CTV+0.3~0.5cm。
- 病例 1 为勾画示例。

9.1.2 处方剂量

- PTV1: 64~70Gy/39fx,每天 1 次。
- PTV2: 78Gy/39fx,每天 1 次,采用同步加量技术。

9.1.3 治疗计划

- 无论是 PBT 还是 IMRT/VMAT 光子治疗,治疗计划必须高度适形。碳离子治疗仍处于研究阶段。

表 9.1　靶区勾画建议

靶区	定义和描述
GTV	术后钆增强 T1 MRI 图像上肉眼可见的残留肿瘤
CTV[a]	CTV1=术后钆增强 T1 MRI 图像上手术残腔+0.5cm+斜坡相关区域[b]+邻近存在直接侵犯风险的解剖结构(即海绵窦)。采用肿瘤术前最初的范围,确保肿瘤直接侵犯的区域均被纳入 CTV1
	CTV2=GTV+0.5cm
	两个 CTV 均应考虑解剖边界,如未受累的骨、硬脑膜和脑脊液
PTV	PTV1=CTV1+0.3~0.5cm
	PTV2=CTV2+0.3~0.5cm
	如果能够实现每天 CBCT 摆位的 IGRT 和六自由度的位置校准,首选较小的边界(0.3cm)

[a] CTV 向后方外扩的范围,不要外扩到脑脊液,要与残留肿瘤或斜坡的后缘平齐,可最大限度地保护脑干。

[b] 对于斜坡上 1/3 的肿瘤,斜坡下半部分可以不包括在内;对于斜坡下 1/3 的肿瘤,斜坡上 1/3 可以不包括在内;对于斜坡中 1/3 的肿瘤,存在争议,但最好将整个斜坡都纳入 CTV1。

- 作为基本原则,治疗计划要求达到 95% 的处方剂量覆盖 95% 的 PTV,同时满足 OAR 的剂量限值。对于邻近脑干、视交叉和视神经等重要 OAR 的复杂肿瘤(典型的颅底肿瘤),为了保护 OAR,可以对靶区覆盖进行折中调整。为了保证 OAR 的剂量不超过剂量上限,可以接受 95% 或更低的处方剂量覆盖 80% 的 PTV。
- 为了最大限度地覆盖肿瘤,需要提高正常组织的耐受剂量的常规限值。
- 光子治疗必须应用 IGRT 技术,每天 CBCT 验证摆位,采用骨骼和软组织配准验证。
- 最好应用六自由度(6-DOF)治疗床或 6-DOF 位置校准的直线加速器,可以最大限度地提高治疗的准确性和精确性。
- 表 9.2 和表 9.3 分别列出了剂量限值和不良反应。

　　病例 1:患者,男,59 岁,第Ⅻ对脑神经功能障碍、头痛。仅行最安全的切除/活检,证实为脊索瘤,侵犯斜坡下 1/3、C1/C2 和枕髁。图 9.1 为初诊 MRI 图像,图 9.2 为靶区勾画,图 9.3 为治疗计划,图 9.4 为 DVH。

表 9.2　1.8~2Gy/d 分割方案危及器官剂量限值建议

危及器官	建议的剂量限值
视神经和视交叉	最大剂量为 60~62Gy
脑干	最大剂量为 60~70Gy
耳蜗	平均剂量≤45Gy
	平均剂量≤55Gy(单侧,如果对侧耳蜗的剂量较低,即平均剂量<30Gy)
颈动脉	无热点
脊髓	最大剂量为 60~62Gy
正常脑组织	最大剂量为 78Gy

注:对于这些肿瘤,OAR 必须接受比常规更高的剂量。

表 9.3　不良反应

急性不良反应	疲劳、头痛、恶心和呕吐
亚急性不良反应	嗜睡综合征和脱发
长期不良反应	垂体功能减退、脑神经损伤、视神经/视交叉损伤、听力下降、脑和脑干放射性坏死、放射性脊髓病、神经认知功能缺陷、继发性恶性肿瘤和脑血管病变风险增加

9.2　颅底软骨肉瘤

9.2.1　模拟定位和靶区勾画的基本原则

- CT 模拟定位取仰卧位,使用热塑性面膜固定,薄层(1~2mm)扫描。
- 靶区勾画使用钆增强薄层 T1 MRI 轴位图像和脂肪抑制序列颅底 MRI 图像,T2 MRI 图像和 FLAIR 图像也有助于靶区勾画。
- 对于术后患者,术前和术后钆增强±T2/FLAIR MRI 图像均与 CT 模拟图像进行融合,有助于靶区勾画。
- 靶区范围可能取决于是否进行过减瘤手术和切除的范围。
- 表 9.4 显示了 1 例颅底软骨肉瘤患者术后靶区范围。注意:如果未进行手术或只行简单的活检,GTV=肉眼可见的肿瘤,CTV=GTV+0.5cm,通常包括颅内手术路径,同时应考虑解剖边界,PTV=CTV+0.3~0.5cm。
- 病例 2 为勾画示例。

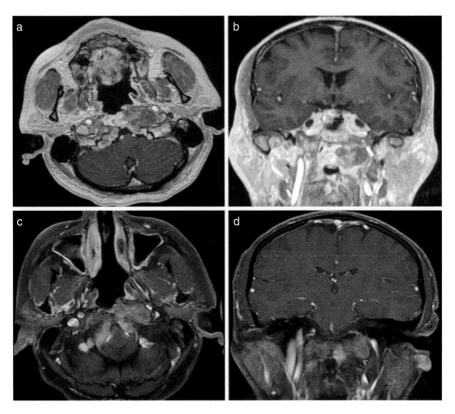

图 9.1 病例 1,颅底脊索瘤,术前 MRI 图像。(a,b)钆增强 T1 MRI 图像。(a)轴位图像。(b)冠状位图像。(c,d)脂肪抑制钆增强 T1 MRI 图像。(c)轴位图像。(d)冠状位图像。

9.2.2 处方剂量

PTV:70Gy/35fx。

9.2.3 治疗计划

- 无论是 PBT 还是 IMRT/VMAT 光子治疗,治疗计划必须高度适形。碳离子治疗仍处于研究阶段。
- 作为基本原则,治疗计划要求达到 95%的处方剂量覆盖 95%的 PTV,同时满足 OAR 的剂量限值。对于邻近脑干、视交叉和视神经等重要 OAR 的复杂肿瘤,为了保护 OAR,可以对靶区覆盖进行折中调整。由于较高的处方剂量和颅底肿瘤的关键位置,为了有效地覆盖靶区,OAR 要接受一个较高的剂量。

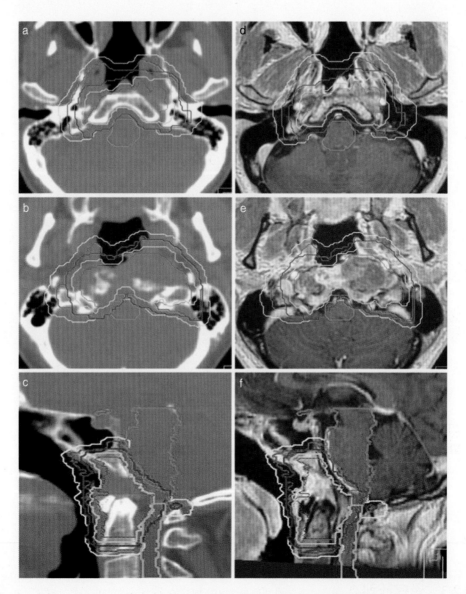

图 9.2 病例 1，颅底下 1/3 脊索瘤，基于术后治疗计划 CT 和 MRI 图像的靶区勾画。术后钆增强 T1 MRI 图像(a~c)和相应的 CT 模拟图像(d~f)。GTV，红色；CTV1，粉红色；CTV2，青色；PTV1，黄色；PTV2，蓝色。

- 光子治疗必须应用 IGRT 技术，每天行 CBCT 定位，采用骨骼和软组织匹配。
- 最好应用 6–DOF 治疗床或 6–DOF 位置校准的直线加速器，可以最大限度地提高治疗的准确性和精确性。
- 表 9.5 和表 9.6 分别列出了剂量限值和不良反应。

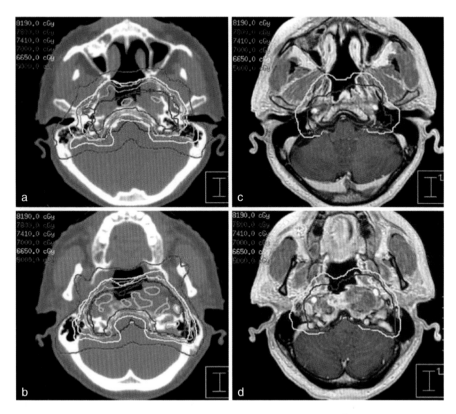

图 9.3 病例 1,颅底脊索瘤,高度适形 IMRT 计划等剂量线分布。术后钆增强 T1 MRI 图像(c,d)和相应的 CT 模拟图像 (a,b),PTV1,黄色;PTV2,蓝色。PTV1 处方剂量,70Gy;PTV2 处方剂量78Gy/39fx。IMRT 技术,绿色线为 81.9Gy(78Gy×105%);红色线为 78Gy(78Gy×100%);橙色线为74.1Gy(78Gy×95%);深绿色线为 70Gy;白色线为 66.5Gy(70Gy×95%);粉色线为 50Gy。

病例 2:患者,女,33 岁,表现为复视和第 V 对脑神经功能障碍。对肉眼可见的肿瘤行全切除术,病理证实为软骨肉瘤。图 9.5 为术前 MRI 图像,图 9.6 为靶区勾画,图 9.7 为治疗计划,图 9.8 为 DVH。

9.3 脊椎脊索瘤

9.3.1 模拟定位、靶区和危及器官勾画的基本原则

- CT 模拟采用刚性体部固定技术,层厚 1~2mm。

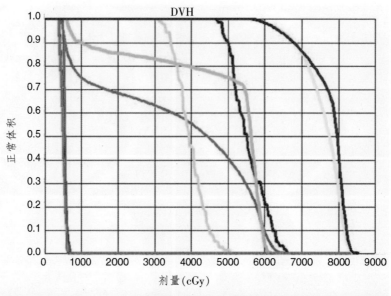

ROI 统计							
类型		ROI	试验记录	最小	最大	平均	Std. Dev.
◇	▬	脑干	brai	433.5	6590.5	3609.9	2176.5
◇	▬	左侧耳蜗	brai	4714.0	6583.0	5552.7	476.5
◇	▬	右侧耳蜗	brai	3119.3	5032.9	3961.1	409.6
◇	▬	脊髓	brai	588.8	6202.7	4802.2	1763.6
◇	▬	视交叉	brai	495.2	609.7	424.3	229.5
◇	▬	左侧视神经	brai	391.8	690.3	298.2	257.2
◇	▬	右侧视神经	brai	390.3	653.2	292.7	250.6
◇	▬	PTV70	brai	602.4	8524.7	7597.9	560.3
◇	▬	PTV78	brai	5249.0	8524.7	7721.2	586.1

图 9.4 病例 1，DVH。95% 和 90% 的 PTV1（PTV70）和 PTV2（PTV78）的覆盖剂量相同，分别为 64Gy 和 68Gy。80% 的 PTV1 和 PTV2 的覆盖剂量分别为 71Gy 和 74Gy 覆盖。70% 的 PTV1 和 PTV2 的覆盖剂量分别为 74Gy 和 78Gy。注意，为了实现可接受的 OAR 剂量限值，靶区覆盖会受到一定程度的影响。

表 9.4 颅底软骨肉瘤外科减瘤术后靶区建议

靶区	定义和描述
GTV	术后钆增强 T1 MRI 图像上可见的残留病灶
CTV	CTV1=术后钆增强 T1 MRI 图像手术残腔+0.5cm+邻近存在直接侵犯风险的解剖结构(即海绵窦)。采用肿瘤术前最初范围,确保肿瘤直接侵犯的区域被纳入 CTV1
PTV	CTV1+0.3~0.5cm 如果能够实现每天 CBCT 摆位的 IGRT 和 6-DOF 的位置校准,首选较小的边界(0.3cm)

表 9.5 1.8~2Gy/d 分割方案危及器官剂量限值建议

危及器官	建议的剂量限值
视神经和视交叉	最大剂量为 55~60Gy
脑干	最大剂量为 60~65Gy
耳蜗	平均剂量≤45Gy 平均剂量≤55Gy(单侧,对侧耳蜗的剂量较低,如平均剂量<30Gy)
颈动脉	无热点
脊髓	最大剂量为 55~60Gy
正常脑组织	最大剂量为 78Gy

注:对于这些肿瘤,OAR 必须接受比常规更高的剂量。

表 9.6 不良反应

急性不良反应	疲劳、头痛、恶心和呕吐
亚急性不良反应	嗜睡综合征和脱发
长期不良反应	垂体功能减退、脑神经损伤、视神经/视交叉损伤、听力下降、脑和脑干放射性坏死、放射性脊髓病、神经认知功能缺陷、继发性恶性肿瘤和脑血管病变风险增加

- 薄层(1~2mm)T1、钆增强 T1、T2 MRI 图像被用于靶区和危及器官勾画,扫描范围包括受累椎体上下至少 1 个椎体。
- 术前和术后钆增强 T1、T2 MRI 图像与模拟 CT 图像融合,有助于靶区勾画。
- 在融合的 T1 和 T2 MRI 图像上勾画脊髓。在 T12~L1 以下,需要勾画硬膜囊。两个结构在 T12~L1 的区域内有重叠。勾画的脊髓外扩 0.15cm 边界作为计划危及器

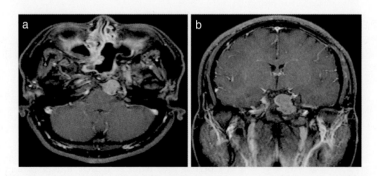

图9.5　病例2,术前 MRI 图像。钆增强脂肪抑制 T1 MRI 图像:(a)轴位图像。(b)冠状位图像。

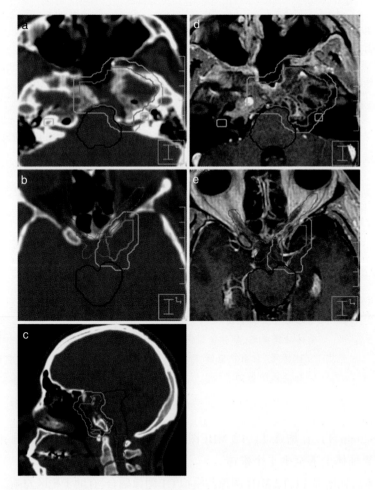

图9.6　病例2,基于术后治疗计划 CT 和 MRI 图像的靶区勾画。CTV,蓝色;PTV,橙色。术后钆增强 T1 MRI 图像(d,e)和骨窗 CT 模拟图像(a,b)。(c)矢状位 CT 模拟图像。

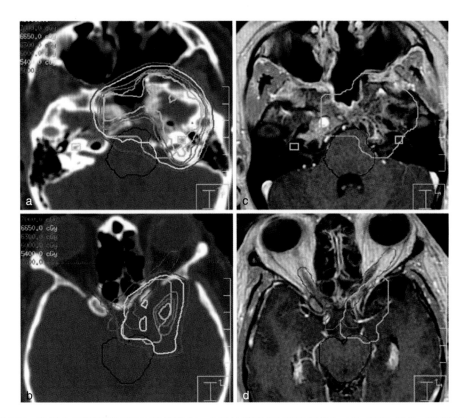

图 9.7 病例 2,高度适形 IMRT 治疗计划。术后钆增强 T1 MRI 图像(**c,d**)。PTV,橙色。CT 模拟骨窗图像(**a,b**)显示等剂量线。使用 IMRT 技术,处方剂量为 70Gy/35fx。红色线为 70Gy 等剂量线(100%),绿色线为 66.5Gy 等剂量线(95%),粉色线为 63Gy 等剂量线(90%),深绿色线为 60Gy 等剂量线,黄色线为 54Gy 等剂量线,蓝色线为 50Gy 等剂量线。

官(PRV),硬膜囊不需要外扩。如果脊髓显示不清(即手术器械产生的金属伪影导致),CT 模拟定位前注射脊髓造影剂,可以在 CT 模拟计划中有效地显示脊髓。如果病变累及骶骨,需要勾画骶管(硬膜囊延续)和神经根。

- 靶区勾画建议见表 9.7。
- 病例 3 为靶区勾画示例。

9.3.2 处方剂量

- PTV1:64~70Gy/39fx。
- PTV2:70~78Gy/39fx,同步加量技术。
- 也可以采取单一剂量 78Gy。

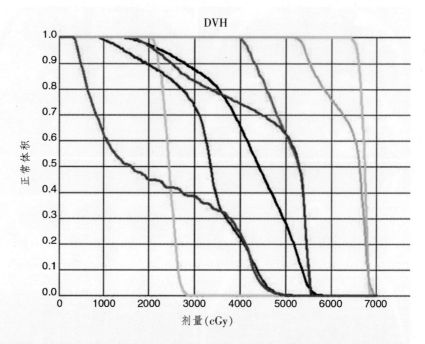

				ROI 统计			
类型		ROI	试验记录	最小	最大	平均	Std. Dev.
✧	▬▬	脑干	<non-co	1272	5821	4249	974
✧	▭	左侧耳蜗	<non-co	6437	6861	6719	86
✧	▭	右侧耳蜗	<non-co	2076	2840	2442	162
✧	▬	视交叉	<non-co	3938	5575	5059	462
✧	▬	左侧视神经	<non-co	1345	5608	4606	1188
✧	▬	右侧视神经	<non-co	853	4978	3283	874
✧	▭	PTV	<non-co	4936	7023	6382	487
✧	▬	脊髓	<non-co	327	5135	2198	1561

图 9.8　病例 2，DVH。95%的 PTV 的覆盖剂量为 65.5Gy（93.5%），90%的 PTV 的覆盖剂量为 66.5Gy（95%）。

表 9.7　靶区勾画建议

靶区	定义和描述
GTV	肉眼可见的残留病灶
CTV	CTV1=GTV+0.5mm(结合解剖边界)+基于术前和术后钆增强 T1 MRI 图像的瘤床。注意,不需要将植入的金属材料都纳入 CTV
	CTV2=GTV+整个椎体的高危部分
PTV	PTV1=CTV1+0.3~0.5cm
	PTV2=CTV2+0.3~0.5cm

9.3.3　治疗计划

- 无论 PBT 还是 IMRT/VMAT 光子治疗,治疗计划必须高度适形。
- 作为基本原则,治疗计划要求达到 95% 的处方剂量覆盖 95% 的 PTV,同时满足 OAR 的剂量限值。为了保护重要的 OAR,如脊髓/硬膜囊、神经根和肾脏,通常会对靶区覆盖进行折中调整。
- 光子治疗必须采用 IGRT 技术,每天 CBCT 摆位,骨和软组织匹配。
- 强烈建议使用 6-DOF 治疗床或具有 6-DOF 位置校准能力的直线加速器,可以最大限度地提高治疗的准确性和精确性。
- 表 9.8 和表 9.9 分别列出了剂量限值和不良反应。

表 9.8　1.8~2Gy/d 分割方案危及器官剂量限值建议

危及器官	建议的剂量限值
脊髓 PRV/硬囊膜	最大剂量为 62~64Gy/64~70Gy
肾脏	V20<32%,V28<20%,平均剂量<15Gy
肝脏	平均剂量<30Gy
肠道	肠壁 V15<200mL
	肠腔 V45<195mL
	最大剂量为 64Gy
腰骶部神经根	最大剂量<105% 的处方剂量

注:对于这些肿瘤,OAR 必须接受比常规更高的剂量。

表9.9　不良反应	
急性不良反应	疲劳、皮肤反应、恶心/呕吐、排尿困难、大便不成形/腹泻
长期不良反应	皮肤色素沉着或色素减退
不常见或罕见风险	脊髓病、神经病变、肾功能不全、腰骶丛病、小肠梗阻/穿孔、继发性恶性肿瘤

病例3：患者，女，67岁，L2进行性背部疼痛，无神经根病变或马尾神经综合征的征象。行L2椎体切除、重建和稳定术。病理证实为脊索瘤。图9.9为术前MRI图像，图9.10为靶区勾画，图9.11为较高层面勾画的硬膜囊和脊髓，图9.13为计划剂量分布图，图9.14为DVH。图9.12为另1例骶骨脊索瘤患者，勾画骶神经根和骶管。

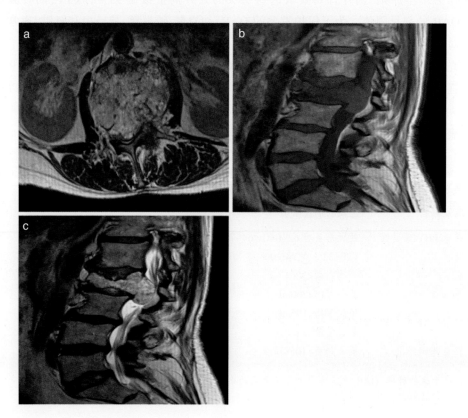

图9.9　病例3，术前MRI图像。(a)轴位钆增强 T1 MRI 图像。(b)矢状位 T1 MRI 图像。(c)矢状位 T2 MRI 图像。

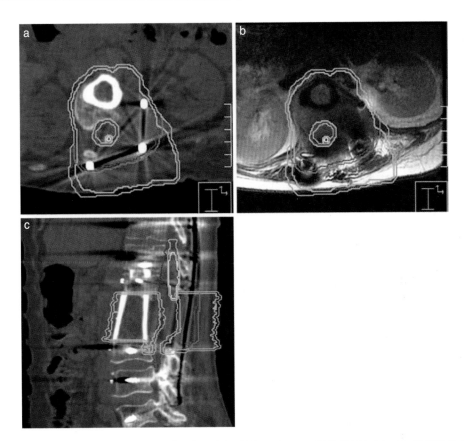

图 9.10　病例 3,脊索瘤侵犯 L2 椎体,术后治疗计划 CT 和 MRI 图像靶区勾画。CT 模拟图像(a, c)和术后钆增强 T1 MRI 图像(b)。没有 GTV(病变无残留),CTV1,绿色;CTV2,红色;PTV1,橙色; PTV2,蓝色;脊髓,黄色;脊髓 PRV,绿色;硬膜囊,蓝色。

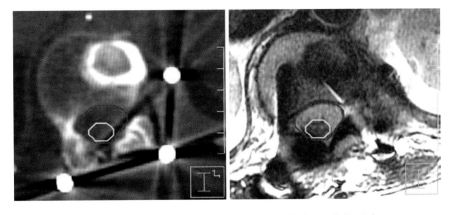

图 9.11　病例 3,勾画脊髓和硬膜囊。脊髓,黄色;硬膜囊,蓝色。

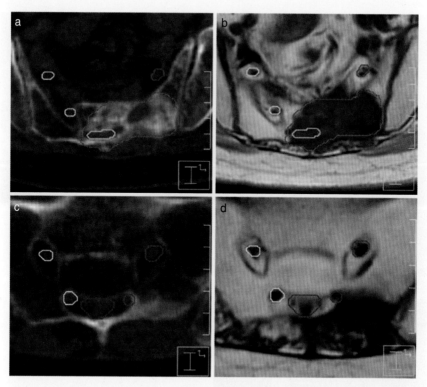

图 9.12　另 1 例患者,脊索瘤侵犯骶骨,勾画骶管(硬膜囊的延续)和神经根。钆增强 T1 MRI 图像 (a,c) 和 CT 模拟骨窗图像(b,d)。(a,b)GTV,红色;骶管(硬膜囊的延续),绿色;未受累的左侧神经根,蓝色;右侧神经根,橙色。(c,d)硬膜囊,紫色;左侧神经根,蓝色;右侧神经根,橙色。注意:受累的神经根作为 GTV 的一部分勾画,不能排除。

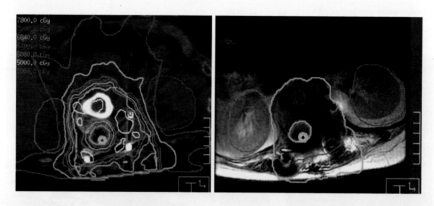

图 9.13　病例 3,脊索瘤术后,高度适形 IMRT 治疗计划。PTV1,绿色;PTV2,红色;硬膜囊,蓝色;脊髓,黄色;脊髓 PTV,绿色。PTV1 处方剂量为 64Gy,PTV2 为 72Gy/39fx,使用 IMRT 技术。黄色线为 78Gy(72Gy×108%)等剂量线,深绿色线为 72Gy(100%)等剂量线,橙色线为 68.4Gy(72Gy×95%)等剂量线,红色线为 64Gy 等剂量线,浅蓝色线为 60.08Gy(64Gy×95%)等剂量线,绿色线为 50Gy 等剂量线,蓝色线为 30Gy 等剂量线。

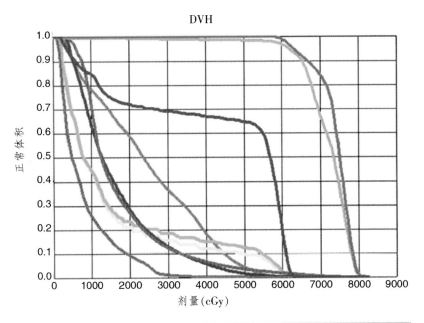

		ROI 统计					
类型		ROI	试验记录	最小	最大	平均	Std. Dev.
◇	▬	小肠+胃	L−脊柱	189.5	6181.8	2454.7	1452.1
◇	▬	脊髓	L−脊柱	204.2	6146.9	1496.8	1654.0
◇	▬	脊髓 PRV(1.5mm)	L−脊柱	190.7	6194.8	1614.8	1800.8
◇	▬	左侧肾脏	L−脊柱	343.8	6700.9	1637.6	1133.3
◇	▬	右侧肾脏	L−脊柱	351.3	7523.7	1719.5	1218.7
◇	▬	肝脏	L−脊柱	72.6	5081.7	781.3	716.1
◇	▬	PTV 1	L−脊柱	—	8196.3	71.8.3	890.2
◇	▬	PTV 2	L−脊柱	5443.0	8196.3	7385.8	459.1
◇	▬	硬脊膜	L−脊柱	201.1	6443.8	4274.6	2252.0

图 9.14　病例 3,DVH。95%的 PTV1 和 PTV2 的覆盖剂量分别为 62Gy 和 64Gy。90%的 PTV1 和 PTV2 的覆盖剂量分别为 65Gy 和 67Gy。

（张建光　李敬　译）

推荐阅读

1. DeLaney TF et al (2014) Long-term results of Phase II study of high dose photon/proton radiotherapy in the management of spine chordomas, chondrosarcomas, and other sarcomas. J Surg Oncol 110(2):115–122. https://doi.org/10.1002/jso.23617. Epub 2014 Apr 19.
2. Pennicooke B et al (2016) Safety and local control of radiation therapy for chordoma of the spine and sacrum: a systematic review. Spine (Phila Pa 1976) 41(Suppl 20):S186–S192.
3. Sahgal A et al (2015) Image-guided, intensity-modulated radiation therapy (IG-IMRT) for skull base chordoma and chondrosarcoma: preliminary outcomes. Neuro-Oncology 17(6):889–894. https://doi.org/10.1093/neuonc/nou347. Epub 2014 Dec 27.
4. Stacchiotti S et al (2015) Building a global consensus approach to chordoma: a position paper from the medical and patient community. Lancet Oncol 16(2):e71–e83. https://doi.org/10.1016/S1470-2045(14)71190-8.

第 10 章

神经节细胞胶质瘤

John T. Lucas Jr,Michael D. Chan,Tamara Z. Vern Gross

10.1　模拟定位和靶区勾画的基本原则(表 10.1)

- 模拟定位信息
  - 推荐成像

  术前及术后均应进行影像学检查。

  成像序列至少应包括 T1、T1 增强、T2 和 FLAIR 序列。考虑采集磁敏感加权成像(SWI)、T2 梯度回波或 T2* 序列图像,因为这些序列有助于勾画术区,区分血液与残留病灶。

  - 患者定位

  建议患者取仰卧位,并使用短的热塑性面罩进行固定。光子治疗或 PBT 可能决

表 10.1　靶区勾画建议

靶区	定义和描述
GTV	GTV 应包括整个术区及所有残留的 MRI 增强体积,因其可能代表胶质细胞增生或残留的肿瘤
CTV	对于低级别神经节细胞胶质瘤,CTV 应至少外扩 0.5cm,而高级别(间变性)神经节细胞胶质瘤应至少外扩 1~2cm。CTV 在解剖屏障处受限,如骨、小脑幕或裂缝、脑室等不连续的组织
PTV	对所有接受光子治疗的病例都建议采用 PTV。通常 0.3~0.5cm 是合适的。质子治疗计划通常是针对 CTV 制订的,随后通过各种位置/定位和范围不确定性的综合考量进行稳健的优化。对于所有稳健性计划,都应根据其对目标覆盖范围的后续影响进行评估。定位误差为 3~5mm 和 3%~5%,适用于大多数颅内病例

定头部治疗时的位置或其他需要的特殊定位设备，如与治疗床相关的距离移位设备等。

- 对靶区勾画的建议(图 10.1 和图 10.2)
  - 成像序列和特殊情况

    T1 和 T1 增强图像对于勾画术区和确定是否存在残留病灶最有效，大多数高级别神经节细胞胶质瘤在 Tl 增强图像上会增强，而低级别神经节细胞胶质瘤可能只部分增强或不增强。T2 成像有助于勾画瘤床，因其突出了腔内脑脊液的存在，而 SWI 有助于显示外科医生在手术中探查的区域，这些区域可能在手术报告中未体现或在 T1 增强图像上不明显。

  - 治疗影像学

    大多数神经节细胞胶质瘤可在治疗过程中发生假性进展。当靶区体积较小时，1~2 周内再次行影像学检查可能有助于避免治疗过程中肿瘤体积变化导致的边缘遗漏或覆盖不足。

10.2　处方剂量

- 神经节细胞胶质瘤的推荐剂量为 54~59.4Gy，具体剂量取决于肿瘤分级和残留病灶的大小。大多数人支持以 59.4Gy 的剂量治疗间变性神经节细胞胶质瘤，而 54Gy 被认为是术后化疗后进展的低级别神经节细胞胶质瘤的治疗标准。

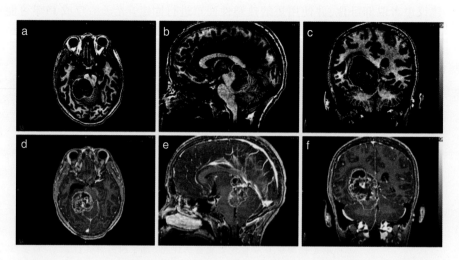

图 10.1　PTV。(a~c)T1 Stealth。(d~f)T1 Stealth+增强。术前肿瘤体积分割，蓝色。

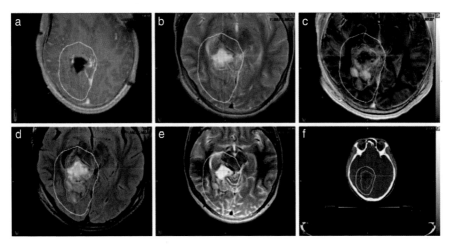

图 10.2 PTV。(a~c) 从右到左依次为 T1 增强、T2、T1 减影图像。(d~f) 从右到左依次为 T2 FLAIR、T2 FSE、计划 CT 图像。肿瘤总体积,粉红色;临床靶区,黄色。

10.3 治疗计划(表 10.2 和图 10.3)

- 模式
  - 质子或 4~6MV 光子通常用于治疗。
- 治疗技术
  - 尽管 IMRT 的应用越来越多,但光子相关治疗技术具有高度位置依赖性。在关注大脑整体剂量的情况下,3D-CRT 可能更有利。与 IMRT 相比,VMAT 可能会提供更好的适形度,且治疗时间更短;但是这可能会限制某些非共面射线束角度。当无法进一步手术时,SRS 可能适用于小病灶复发的挽救治疗,也有可能促进残留病灶的进展。PBT 因其剂量衰减快和较低的整体剂量越来越受到青睐。质子传递方法多种多样(被动扩散、笔形束扫描、单野或多野优化等)。笔形束扫描方法对射程末端生物效应的影响不那么明显。
- 代表性 DVH
  见图 10.4。

10.4 不良反应

不良反应详见表 10.3。

表 10.2　靶区覆盖指南和剂量限值建议

危及器官	建议的剂量限值
PTV	D100%=95%
	V110%<10%
耳蜗	D50%<35Gy：目标
	D50%<20Gy：首选
眼球	D50%<10Gy：目标
	D10%<35Gy：目标
	D50%<20Gy：最大值
	D10%<54Gy：最大值
视交叉	D50%<54Gy：目标
	D10%<56Gy：目标
	D50%<56Gy：最大值
	D10%<58Gy：最大值
视神经	D50%<54Gy：目标
	D10%<56Gy：目标
	D50%<56Gy：最大值
	D10%<58Gy：最大值
脊髓（上端6cm）	D50%<26Gy：目标
	D10%<57Gy：目标
	D50%<50Gy：最大值
	D10%<59Gy：最大值
脑干	D50%<61Gy：目标
	D10%<63Gy：目标
	D50%<62Gy：最大值
	D10%<64Gy：最大值

ACNS0423 剂量限制参考[1]。

表 10.3　不良反应

急性不良反应	脱发、疲劳、放射性皮炎、头痛、恶心、癫痫发作
晚期不良反应	骨发育不全、软组织纤维化、皮下发育不全、内分泌缺陷、听力下降、神经认知和心理后遗症、血管病变、第二原发癌症、坏死、视力下降或白内障

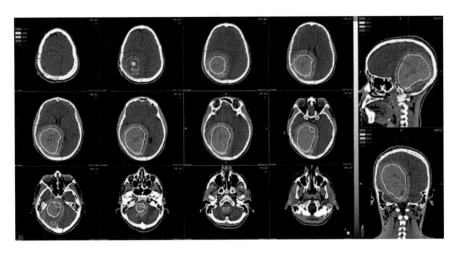

图 10.3　治疗计划。红色线、黄色线、青色线、蓝色线和紫色线分别为 100%、95%、80%、50% 和 20% 等剂量线。GTV，粉色；CTV，黄色。

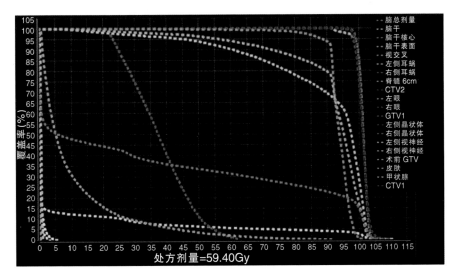

图 10.4　代表性 DVH。

- 治疗不良反应的临床方法
  - 如果患者在放疗时正在服用类固醇，建议使用保胃药（如雷尼替丁）和定期评估鹅口疮。
  - 建议治疗后（而不是治疗前）在治疗区域局部使用水性乳液，根据不同乳液应用要求，每天使用 3~4 次。
  - 由于神经节细胞胶质瘤可导致癫痫，在患者放疗期间通常使用左乙拉西坦预防癫痫。放疗期间若癫痫发作加重,可能需要增加抗癫痫药物剂量、使用额外的抗癫痫药物和(或)使用类固醇。

(陆海军 刘宏博   张璐 译)

参考文献

https://clinicaltrials.gov/ct2/show/NCT00100802.

推荐阅读

1. Johnson JH Jr, Hariharan S, Berman J, Sutton LN, Rorke LB, Molloy P et al (1997) Clinical outcome of pediatric gangliogliomas: ninety-nine cases over 20 years. Pediatr Neurosurg 27(4):203–207.
2. Krouwer HG, Davis RL, McDermott MW, Hoshino T, Prados MD (1993) Gangliogliomas: a clinicopathological study of 25 cases and review of the literature. J Neuro-Oncol 17(2):139–154.
3. Liauw SL, Byer JE, Yachnis AT, Amdur RJ, Mendenhall WM (2007) Radiotherapy after subtotally resected or recurrent ganglioglioma. Int J Radiat Oncol Biol Phys 67(1):244–247. https://doi.org/10.1016/j.ijrobp.2006.08.029.
4. Lucas JT Jr, Huang AJ, Mott RT, Lesser GJ, Tatter SB, Chan MD (2015) Anaplastic ganglioglioma: a report of three cases and review of the literature. J Neuro-Oncol 123(1):171–177. https://doi.org/10.1007/s11060-015-1781-6.
5. Zorlu F, Selek U, Onal C, Soylemezoglu F, Gurkaynak M (2006) Postoperative radiotherapy incranial ganglioglioma. J Neuro-Oncol 77(3):321–324. https://doi.org/10.1007/s11060-005-9050-8.

第 **11** 章

室管膜瘤

Kenneth K. Wong,Eric L. Chang

11.1 模拟定位和靶区勾画的基本原则(表 11.1)

- 脊柱 MRI 检查和脑脊液取样对于确定患者是否有肿瘤播散是必要的。
- 用 CT 模拟机配合热塑性面罩进行定位,层厚 1~2.5mm。
- 根据 T1 钆增强前后、T2 和 FLAIR 图像勾画靶区。室管膜瘤通常有一种混合的增强模式,可能在 FLAIR 图像上最明显。
- 融合术前和术后 T2/FLAIR,以及增强后 MRI 图像,有助于靶区勾画。
- 如果仅进行活检,可以术前 MRI 为依据。
- 如果患者有 MRI 禁忌证,可采用 1~2.5mm 层厚的 CT 图像,增强或平扫图像均可。
- GTV 包括术后残留病灶和术区的边缘。应包括术前肿瘤累及的任何结构的边缘,但不需要包括手术入路。对于不太可能发生侵袭或浸润的部位,应限制 CTV 向脑干外扩(图 11.1)。

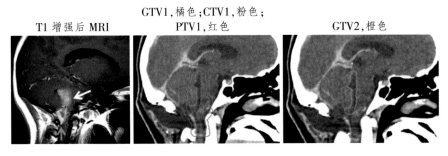

T1 增强后 MRI　　　GTV1,橘色;CTV1,粉色;PTV1,红色　　　GTV2,橙色

图 11.1　WHO Ⅲ级第四脑室室管膜瘤患者的矢状位图像。术前 MRI 显示肿瘤位于第四脑室底部(白色箭头所示),通过枕骨大孔延伸至大约 C2 水平(橙色箭头所示)。根据 ACNS0831 指南,使用 CT 增强扫描显示初始和增强范围。

69

表 11.1   靶区勾画和剂量建议

靶区	定义和描述
GTV1	术后 T2/FLAIR 和 T1 增强图像上的肿瘤残留病灶和术区。术前 MRI 有助于确定残余病灶和术区
CTV1	GTV1+1cm。根据解剖边界进行勾画，如颅骨或小脑幕(COG ACNS0831 定义 CTV1 为 GTV1+0.5mm)
PTV1	CTV1+0.3~0.5cm，取决于患者体位的舒适度、面罩适配度和图像引导技术(AP/激光成像或锥形束 CT)
GTV2	GTV2 的目的是增加 GTV1 剂量，但是不增大靶区面积，以限制给予 54Gy 后对脊髓、脑干和视交叉的剂量。如果可以满足剂量限制，GTV2 可能与 GTV1 相同
PTV2	GTV2+0.3~0.5cm，具体取决于患者体位的舒适度、面罩适配度和图像引导技术(AP/激光成像或锥形束 CT)。当放疗开始时，对于 18 月龄以下的患儿，如果肿瘤完全切除，则不勾画 PTV2

建议剂量为 54.0~59.4Gy，1.8Gy/fx。

- 采用传统的 3D 适形或先进的技术，如托姆刀、IMRT 或 PBT。

11.2   处方剂量

- 最大限度地安全切除肿瘤后的脑部治疗
  - 目前脑内室管膜瘤的标准剂量为 54~59.4Gy，对于存在肉眼可见的残留病灶的区域，可给予更高剂量。
  - 在已完成和正在进行的 COG 临床试验中，放射治疗的范围正在不断缩小。
- 软脑膜播散患者的治疗
  - 软脑膜播散的颅内室管膜瘤脊髓转移患者的预后一般较差，应进行个体化治疗。
  - 鉴于对室管膜瘤的脑脊液细胞学检测存在假阳性，术后 10~14 天应重复细胞学检查，以确认结果。术后通常需要进行全脑全脊髓照射。目标体积和剂量与高危髓母细胞瘤相似。

11.3   治疗计划

- 传统的 3D-CRT 或先进的技术，如 IMRT、VMAT 或 PBT，可用于保护脑干、幕上脑、下丘脑、垂体、视神经器和耳蜗(表 11.2)。

表 11.2　1.8Gy 分割方案正常组织剂量限值建议

危及器官	建议的剂量限值
视神经和视交叉	D50%<54Gy 和 D10%<56Gy(目标)[a]
	D50%<56Gy 和 D10%<58Gy(最大值)[a]
眼球	D50%<10Gy 和 D10%<35Gy(目标)[a]
	D50%<20Gy 和 D10%<54Gy(最大值)[a]
耳蜗	D50%<35Gy(目标)[a]
	D50%<20Gy(首选)[a]
脑干(光子)	D50%<61Gy 和 D10%<63Gy(目标)[a]
	D50%<62Gy 和 D10%<64Gy(最大值)[a]
脑干(质子)	D50%<52.4CGE 和 D0.1mL<56.6CGE(目标)[a]
	D50%<54CGE 和 D0.1mL<58CGE(最大值)[a]
脊髓(最上 6cm)	D50%<26Gy 和 D10%<57Gy(目标)[a]
	D50%<50Gy 和 D10%<59Gy(最大值)[a]

[a]COG ACNS0831 试验[1]。

- 治疗计划的目标是 95% 的计划剂量覆盖 95% 的 PTV,100% 的计划剂量覆盖 100% 的 CTV(图 11.2)。

11.4　不良反应

　　不良反应见表 11.3。

11.5　复发的治疗

- 虽然复发患者的长期预后较差,但越来越多的证据表明,再程放疗是有益的,并且经过仔细筛选的病例能够获得较好的局部控制。接受病灶再程放疗的患者仍有发生播散性转移或原位复发的风险。
- 文献资料显示,SRS 可用于治疗复发性颅内室管膜瘤;大多数复发性肿瘤病例为钆增强,放疗推荐剂量为 12~24Gy(中位剂量为 18Gy);局部控制率为 70%~80%,但至少 1/4 的患者发生远处转移。

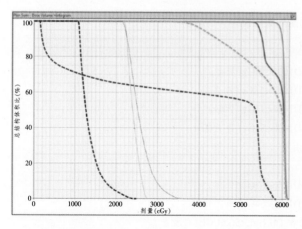

图 11.2 采用 IMRT 计划治疗的 WHO Ⅲ级第四脑室室管膜瘤患者的 DVH。PTV2,橙色;PTV1,红色;脑干,绿色虚线;脊髓,蓝色虚线;左耳蜗,棕色虚线;右耳蜗,蓝绿色虚线;视交叉,青色虚线。

表 11.3 不良反应

急性不良反应	脱发、疲劳、头痛、恶心、腹泻、疲劳、脱发、听力改变、骨髓抑制和脑水肿引起的神经系统症状
长期不良反应	神经认知能力下降、生长能力下降、垂体功能低下、甲状腺功能减退、听力丧失
不常见或罕见风险	Lhermitte 综合征、性腺功能障碍、脑或脑干损伤、继发性恶性肿瘤

（陆海军 刘宏博 张璐 译）

参考文献

https://clinicaltrials.gov/ct2/show/NCT01096368.

推荐阅读

1. Bouffet E, Hawkins CE, Ballourah W et al (2012) Survival benefit for pediatric patients with recurrent ependymoma treated with reirradiation. IJROBP 83(5):1541–1548. PMID: 22245198.
2. Haas-Kogan D, Indelicato D, Paganetti H et al (2013) National cancer institute workshop on proton therapy for children: considerations regarding brainstem injury. IJROBP 101(1):153–168. PMID: 29619963.
3. Merchant TE, Chitti RM, Li C et al (2010) Factors associated with neurological recovery of brainstem function following postoperative conformal radiation therapy for infratentorial ependymoma. Int J Radiat Oncol Biol Phys 76:496–503. PMID: 19464817.
4. Merchant TE (2017) Current clinical challenges in childhood ependymoma: a focused review. J Clin Oncol:JCO2017731265. PMID: 28640697.
5. Stauder M, Laack N, Ahmed K et al (2012) Stereotactic radiosurgery for patients with recurrent intracranial ependymomas. J Neuro-Oncol 108(3):507–512. https://doi.org/10.1007/s11060-012-0851-2. Epub 2012 Mar 23.

第 **12** 章

成人毛细胞型星形细胞瘤

(Kang) Liang Zeng, Hany Soliman

12.1 放疗适应证

- 有手术禁忌证(技术上不能切除的疾病、患者有合并疾病、患者拒绝手术)。
- 次全切除术。
- 辅助治疗(考虑因素之一)。
- 挽救性治疗。

12.2 放疗技术(常规放疗)

12.2.1 模拟定位、靶区勾画和处方剂量(常规放疗)

- 层厚 1~1.5mm 的 CT 模拟定位。
- 用热塑性面罩固定。
- 使用 T1 平扫+钆增强和 T2 FLAIR 序列获得容积薄层 MRI 图像。
- 将模拟 CT 与术前、术后 T2 FLAIR 和钆增强 MRI 图像融合,以帮助勾画靶区。
- 表 12.1 为靶区勾画建议。
- 应考虑保护 OAR 的治疗技术,包括 IMRT/VMAT、SRS 和(或)PBT(表 12.2)。
- 治疗剂量为 50~54Gy / 25~30fx。
- 每天进行锥形束 CT 扫描,对于所有>1mm 的位移,在治疗前都要校正,对于所有>3°的旋转位移,都需要重复设置。

表 12.1 靶区勾画建议

靶区	技术	定义和描述
GTV	常规放疗 HSRT SRS	肉眼可见的肿瘤、残留肿瘤或术后瘤床，T1钆增强残留，注意不包括手术入路区域。T2 FLAIR 可能有助于勾画 GTV，但不需要完全涵盖，特别是当其很明显代表水肿时
CTV	常规放疗 HSRT SRS	基于正常组织边界的 GTV 向周围外扩 0~5mm 无外扩 无外扩
PTV	常规放疗 HSRT SRS	外扩 3~5mm 外扩 1~2mm 外扩 1~2mm

表 12.2 危及器官剂量限值建议（常规放疗）

危及器官	建议的剂量限值
视神经与视交叉	<54Gy
眼眶	<45Gy
晶状体	<10Gy
脑干	<54Gy
海马和垂体	使用合适的射束角度和计划技术，最大限度地减少海马和垂体的剂量

12.3 治疗计划(常规放疗)

- 在考虑 OAR 受量的同时，95%的处方剂量至少覆盖 95%的 PTV。
- 对于邻近重要 OAR(如脑干、视交叉或视神经)的肿瘤，根据具体情况，95%的处方剂量的区域覆盖率可降至 90%。
- 靶区勾画、放疗计划和 DVH 详见图 12.1 至图 12.3。

12.3.1 放疗技术(SRS 和 HSRT)

- 适应证：考虑局部区域复发，有手术禁忌证。

12.3.2 模拟定位、靶区勾画和处方剂量(SRS/HSRT)

- CT 模拟定位，层厚 1~1.5mm。

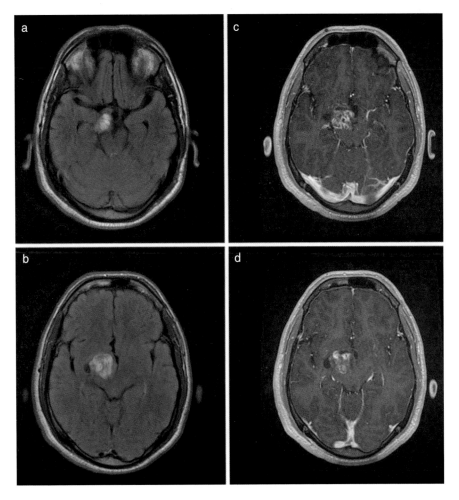

图 12.1 患者,男,19 岁。右侧丘脑毛细胞型星形细胞瘤次全切除术后诊断性 MRI。(a,b)肿瘤位于右侧丘脑,向右侧中脑前方延伸,在 T2 FLAIR 图像上呈高信号。(c,d)在 T1 加权增强图像上可见同一肿瘤。

- 用热塑性面罩或立体定向头架固定。
- 采用 T1 平扫+钆增强和 T2 FLAIR 序列,获得容积薄层 MRI 图像(1~1.5mm)。
- 将模拟 CT 与术前/术后 T2/FLAIR 和增强 MRI 融合,以帮助勾画靶区。
- 靶区勾画如表 12.1 所示,根据治疗技术的不同而有所不同。
- 基于直线加速器的 SRS/HSR 与 IMRT/VMAT 或基于 γ 刀的 SRS/HSRT。
- 剂量:与脑转移瘤类似,单次治疗剂量最高为 20Gy,或为 25~30Gy / 5fx,OAR 的剂量限值见表 12.3。

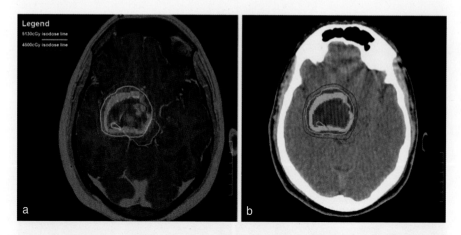

图 12.2 上述右侧丘脑毛细胞型星形细胞瘤患者的放疗计划。(a)与诊断性 MRI 的融合图像。(b) 与计划 CT 的融合图像。GTV,红色;CTV,绿色;PTV,蓝色。95%的 PTV 的覆盖剂量为 5130cGy (5400cGy×95%,30fx)。当 PTV 邻近脑干时,为了确保脑干受到的照射剂量低于 5400cGy,PTV 的 覆盖范围会受到一定程度的影响。图中有两条等剂量线,绿色线为 5130cGy,蓝色线为 4500cGy。

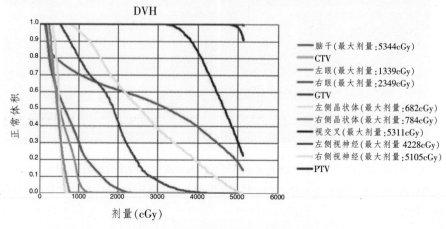

图 12.3 上述右侧丘脑毛细胞型星形细胞瘤患者的 DVH。

- 锥形束 CT 用于图像配准,旋转>2°重新摆位,残差平移<0.1cm 且旋转<1°时,可进 行治疗。

12.4 治疗计划(SRS/HSRT)

- SRS

表 12.3　危及器官剂量限值建议（单次分割 SRS/5 次分割 HSRT）

危及器官	建议的剂量限值	
	单次分割	5 次分割
视神经和视交叉	<8Gy	<25Gy
视网膜	<7Gy	<25Gy
晶状体	<2Gy	<8Gy
脑干	<15Gy	<25Gy

- 处方剂量覆盖>98%。
- γ 刀最大剂量为 200%。
- γ 刀的处方剂量为 50%，使用基于直线加速器的 SRS 的处方剂量为 80%~90%
- 低分割 SRS
  - PTV:V（100%的处方）≥98%，最大剂量为 120%。
  - CTV:V（100%的处方）≥99%。
  - 100%等剂量线的适形指数应<1.3。

12.5　随访

放疗后第 1 年应密切随访患者（每 2~4 个月随访 1 次），并进行临床评估和影像学检查（MRI）。放疗后 1~5 年，随访时间延长至每 3~6 个月 1 次，此后每 6~12 个月随访 1 次。应监测患者的急性和长期不良反应，特别是神经系统后遗症（表 12.4和表 12.5）。

表 12.4　不良反应

急性不良反应	脱发、疲劳、头痛、恶心/呕吐、脑水肿引起的神经系统缺陷
长期不良反应	神经认知能力下降、垂体功能减退
不常见或罕见风险	假性进展，可导致神经系统缺陷、视力/听力丧失；继发性恶性肿瘤

表 12.5　神经症状的处理

症状	处理措施
癫痫	• 患者宣教,突发情况指导,避免独自游泳、登高 • 限制驾驶 • 服用抗癫痫药
与治疗有关的症状性水肿	• 皮质类固醇治疗
运动障碍	• 康复、职业治疗/物理疗法 • 家庭支持设备

（谢鹏　彭琛　吴倩　译）

推荐阅读

1. Hallemeier CL, Pollock BE, Schomberg PJ, Link MJ, Brown PD, Stafford SL (2012) Stereotactic radiosurgery for recurrent or unresectable pilocytic astrocytoma. Int J Radiat Oncol Biol Phys 83(1):107–112.
2. Ishkanian A, Laperriere NJ, Xu W, Millar B-A, Payne D, Mason W et al (2011) Upfront observation versus radiation for adult pilocytic astrocytoma. Cancer 117(17):4070–4079.
3. Roberge D, Souhami L, Olivier A, Leblanc R, Podgorsak E (2006) Hypofractionated stereotactic radiotherapy for low grade glioma at McGill University: long-term follow-up. Technol Cancer Res Treat 5(1):1–8.
4. Shepherd SF, Laing RW, Cosgrove VP, Warrington AP, Hines F, Ashley SE, Brada M (1997) Hypofractionated stereotactic radiotherapy in the management of recurrent glioma. Int J Radiat Oncol Biol Phys 37(2):393–398.
5. Trifiletti DM, Peach MS, Xu Z, Kersh R, Showalter TN, Sheehan JP (2017) Evaluation for outcomes after stereotactic radiosurgery for pilocytic astrocytoma. J Neuro-Oncol 134(2):297–302. https://doi.org/10.1007/s11060-017-2521-x.

第 **13** 章

多形性黄色瘤型星形细胞瘤

Anthony Yip, Minh-Phuong Huynh-Le, Jona A. Hattangadi-Gluth

13.1 背景和流行病学

- 多形性黄色瘤型星形细胞瘤(PXA)最常见于儿童和青壮年[1]。
  - 2/3 的患者年龄<18 岁[2]。
  - 儿童和成人的总生存率无显著差异[1]。
- 肿瘤位置通常位于幕上(约 98%),更常见于颞叶[3,4]。
- 临床表现:癫痫发作(80%)、认知或行为改变、颅内压升高继发的头痛[2]。
- 原发切除及术后辅助治疗后,有 30%的复发风险,总生存率为 75%~80%[1]。
  - 间变性 PXA 的预后较差:5 年 OS 和 PFS 分别为 57%和 49%[4]。
- 对于年龄<5 岁的患儿,如临床症状允许,建议延迟放疗,尤其是患有 Ⅱ 级肿瘤的患儿(平均而言,从诊断时间起延迟 3~5 年)。
- 放疗常作为挽救性治疗,辅助放疗的作用尚不明确[5]。

13.2 WHO 2016 年更新指南的分类说明

- PXA 占星形细胞肿瘤的比例<1%[2]。
- 不同于弥漫性神经胶质瘤,PXA 具有更局限的生长模式,缺乏 IDH 基因家族改变,并且常有 BRAF 改变[7]。
- "具有间变性特征的 PXA"的描述现被更正为"间变性 PXA(APXA)"。间变性 PXA(WHO Ⅲ级)与 PXA(WHO Ⅱ级)不同[7]。
  - 分级:每 10 个高倍视野中有 5 个或更多有丝分裂(伴或不伴坏死)。
  - 与 PXA 相比,患者生存时间更短。

13.3　分子病理学

- 在原发性 CNS 肿瘤中，PXA 的 BRAF V600E 突变频率最高（60%~78%），通过 BRAF V600E 特异性单克隆抗体进行免疫组织化学鉴定[1]。
  - BRAF 突变在 APXA 中不太常见（17%~65%）[4]。
- 复发性 9p21.3 染色体缺失包括 CDKN2A/2B 肿瘤抑制基因位点。
  - p16 表达缺失。
- IDH1-2 突变罕见（浸润性神经胶质瘤中常见）[1]。

13.4　模拟定位和靶区勾画的基本原则

- 模拟定位
  - 患者取仰卧位，手臂置于体侧，头部保持中立位。
  - CT 模拟定位时将热塑性面罩延伸到肩部进行固定。
- 靶区勾画建议（表 13.1）
  - 类似于其他低级别神经胶质瘤。
  - 术前和术后 MRI（T1 钆增强和 T2 FLAIR）与 CT 模拟图像融合。
  - 示例如图 13.1 所示。

13.5　处方剂量

- PXA：50.4~54Gy，每次 1.8~2.0Gy。
- 间变性 PXA（WHO Ⅲ级）：54~59.4Gy。

表 13.1　靶区勾画建议

靶区	定义和描述
GTV	肿瘤的所有囊性和实性成分
CTV	GTV+1~1.5cm。可以根据解剖边界（例如，骨和硬脑膜）进行调整 在儿科病例中，正在进行外扩边界较小（对于边界清楚的肿瘤，小至5mm）的临床研究[6]
PTV	CTV+3~5mm

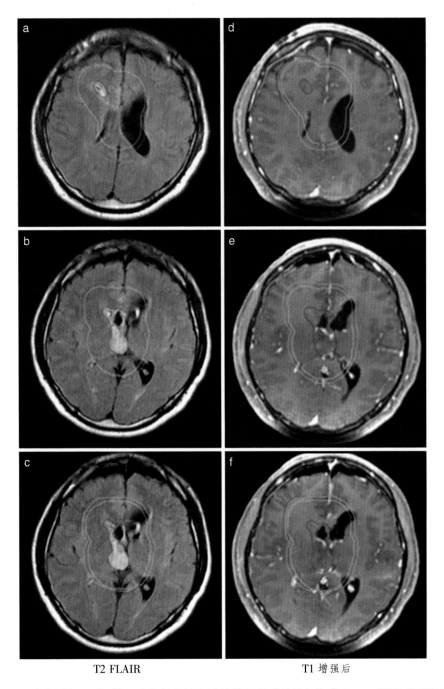

T2 FLAIR　　　　　　　T1 增强后

图 13.1　患者,男,30 岁,第三脑室间变性多形性黄色瘤型星形细胞瘤(WHO Ⅲ级)术后靶区勾画。患者接受 VMAT 治疗,共 59.4Gy/33fx(初始剂量为 50.4Gy,而后增加到 59.4Gy,从高剂量 PTV 中剔除关键的 OAR)。(a~c)T2 FLAIR 图像;(b~f)T1 增强图像。术后 GTV,红色;CTV,青色;PTV 50.40Gy,紫红色;PTV 59.40Gy,橙色。

13.6 治疗计划

- 3D–CRT、IMRT、VMAT 或 PBT 均可用于已确定靶区的放射剂量适形，以更好地保护神经心理功能(图 13.2 和图 13.3)。

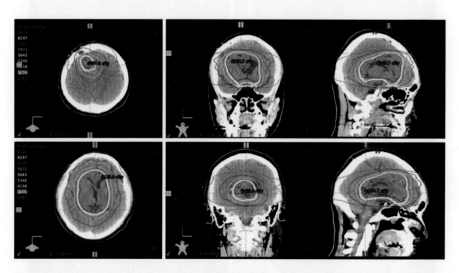

图 13.2 上述切除第三脑室间变性多形性黄色瘤型星形细胞瘤(WHO Ⅲ级)患者的 VMAT 治疗计划。等剂量线分别为红色(100%)、橙色(98%)、黄色(95%)、绿色(90%)、青色(70%)、蓝色(50%)、紫红色(30%)。

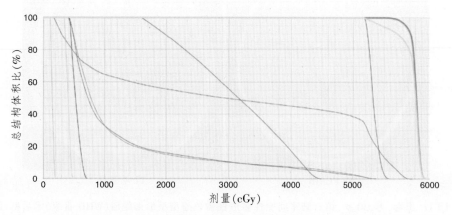

图 13.3 上述切除第三脑室间变性多形性黄色瘤型星形细胞瘤(WHO Ⅲ级)患者的 DVH。PTV 59.40Gy，深绿色；PTV 50.40Gy，青色；视交叉，红色；左侧视神经，紫红色；右侧视神经，橙色；脑干，棕色；垂体，深蓝色；左侧耳蜗，紫色；右侧耳蜗，浅绿色；脊髓，深黄色。

- 剂量覆盖建议：目标是 95% 的处方剂量覆盖 95% 的 PTV。
- 正常组织剂量限值见表 13.2。

13.7　不良反应

不良反应见表 13.3。

表 13.2　正常组织剂量限值建议

危及器官	建议的剂量限值
视交叉与视神经	最大剂量<54Gy
脑干	最大剂量<54Gy（Ⅲ级 APXA，类似于最大剂量<60Gy 的高级别胶质瘤）
晶状体	最大剂量<7Gy
视网膜	最大剂量<45Gy
泪腺	最大剂量<30Gy
海马体	尽可能低的剂量

表 13.3　不良反应

急性不良反应	疲劳、脱发、头痛、恶心和脑水肿
晚期不良反应	神经认知能力下降、内分泌功能障碍、长期脑水肿、放射性坏死

（谢鹏　曹秀娟　彭琛　译）

参考文献

1. Ida CM, Rodriguez FJ, Burger PC, Caron AA, Jenkins SM, Spears GM, Aranguren DL, Lachance DH, Giannini C (2014) Pleomorphic xanthoastrocytoma: natural history and long-term follow-up. Brain Pathol 25(5):575–586. https://doi.org/10.1111/bpa.12217.
2. Forst DA, Nahed BV, Loeffler JS, Batchelor TT (2014) Low-grade gliomas. Oncologist 19(4):403–413. https://doi.org/10.1634/theoncologist.2013-0345.
3. Crespo-Rodríguez AM, Smirniotopoulos JG, Rushing EJ (2007) MR and CT imaging of 24 pleomorphic xanthoastrocytomas (PXA) and a review of the literature. Neuroradiology 49:307. https://doi.org/10.1007/s00234-006-0191-z.
4. Shaikh N, Brahmbhatt N, Kruser TJ et al (2019) Pleomorphic xanthoastrocytoma: a brief review. CNS Oncol 8(3):CNS39. https://doi.org/10.2217/cns-2019-0009.
5. Mallick S, Benson R, Melgandi W, Giridhar P, Rath GK (2018) Grade II Pleomorphic Xanthoastrocytoma; a meta-analysis of data from previously reported 167 cases. J Clin Neurosci 54:57–62. https://doi.org/10.1016/j.jocn.2018.05.003.

6. Kun LE, MacDonald S (2011) Supratentorial brain tumors. In: Halperin EC, Constine LS et al (eds) Pediatric radiation oncology, 5th edn. Wolters Kluwer Health/Lippincott Williams & Wilkins, Philadelphia.

7. Louis DN, Perry A, Reifenberger G et al (2016) The 2016 World Health Organization classification of tumors of the central nervous system: a summary. Acta Neuropathol 13:803–820.

推荐阅读

2016 WHO guidelines: Louis DN, Perry A, Reifenberger G, et al (2016) The 2016 World Health Organization classification of tumors of the central nervous system: a summary. Acta Neuropathol 13:803–820.

第 14 章

WHO Ⅱ~Ⅲ级胶质细胞瘤

Lia M. Halasz, Arjun Sahgal, Eric L. Chang, Simon S. Lo

14.1 模拟定位和靶区勾画的基本原则(表 14.1,图 14.1)

- CT 模拟定位采用热塑性面罩固定。
- 采用薄层 MRI 钆增强前后的 T1、T2 及 FLAIR 序列进行靶区勾画。低级别胶质瘤的 GTV 分别在 FLAIR 序列平扫和钆增强的 T1 序列图像上进行勾画。
- 最好将术前与术后 T2 FLAIR 及钆增强 MRI 图像进行融合,有助于进行靶区勾画;但是,照射范围取决于术后 MRI。
- 如果患者有 MRI 检查的禁忌证,可以使用增强 CT 或平扫,但这是不符合标准的。
- 在次全或完全切除术后,如果切缘前部不存在脑组织,该区域不需要被纳入 GTV。

表 14.1 靶区勾画建议

靶区	定义和描述
GTV	术后 FLAIR 和 T1 增强图像上肿瘤及术腔范围。术前 MRI 有助于鉴别残存病灶与术后水肿。对于Ⅲ级胶质瘤,二程照射技术的靶区推量(GTV$_{缩野}$)包括增强的肿瘤区域
CTV	GTV+1.0~1.5cm。按照解剖边界进行修改,如骨、小脑幕、大脑镰和硬脑膜。Ⅱ级和(或)IDH 突变型胶质瘤为 GTV+1.0cm;Ⅲ级和(或)IDH 野生型胶质瘤为 GTV+1.0~1.5cm
	对于Ⅲ级或 IDH 野生型胶质瘤,如果在照射 50.4Gy 之后进行靶区推量,CTV$_{缩野}$=GTV$_{缩野}$+1.0~1.5cm
PTV	CTV+0.3~0.5cm,外扩范围依据患者体位的舒适度、面罩适配度、图像引导技术(前后位/侧位成像或 CBCT),以及是否采用 6-DOF 治疗床进行旋转校正。同样,PTV$_{缩野}$=CTV$_{缩野}$+0.3~0.5cm

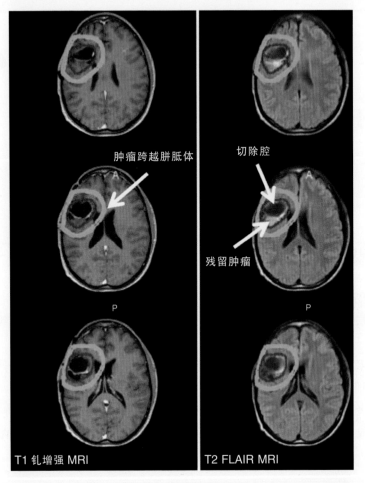

图 14.1　1 例右侧额叶 WHO Ⅱ 级少突胶质细胞瘤患者的靶区勾画，IDH 突变和 1p19q 联合缺失。GTV，红色；CTV，蓝色；PTV，绿色。

- CTV 外扩范围应根据解剖边界进行调整，包括骨、小脑幕、大脑镰和硬脑膜。
- 肿瘤如果跨越胼胝体，应当被纳入 CTV。
- 3D-CRT、IMRT 及 PBT 可以减少正常脑组织及海马的受照剂量。

14.2　处方剂量

- 50.4~60Gy，1.8~2.0Gy/fx。
- Ⅱ 级和(或)IDH 突变型胶质瘤：50.4~54Gy。
- Ⅲ 级和(或)IDH 野生型胶质瘤：59.4~60Gy；如果没有强化，给予 PTV 全剂量治疗;在一些治疗中心,如果有强化,照射 50.4Gy 之后进行靶区推量。

过去,Ⅱ级胶质瘤剂量为 50.4~54Gy,Ⅲ级胶质瘤剂量为 59.4~60Gy。2016 年,WHO 发表《中枢神经系统肿瘤分类》,依据 IDH 突变情况对胶质瘤进行分类,具有更好的预测价值,而不仅仅依据肿瘤分级而进行分类。尽管存在争议,但多数人认为照射剂量取决于 IDH 的突变状态,而不是分级。

14.3　治疗计划

- 3D-CRT、IMRT、VMAT 及 PBT 可以减少对侧脑组织、海马、耳蜗和垂体的受照剂量(图 14.2 和图 14.3)。
- 治疗计划的目标:光子治疗要求 95% 的处方剂量覆盖 95% 的 PTV,PBT 要求 100% 的处方剂量覆盖 100% 的 CTV,同时满足 OAR 的剂量限值。对于邻近视交叉、脑干及视神经等 OAR 的复杂肿瘤,95% 的处方剂量可以覆盖 90% 的 PTV,计划接受程度视具体情况而异(表 14.2)。

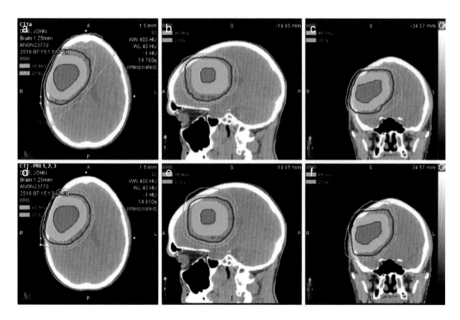

图 14.2　上述右侧额叶 WHO Ⅱ级少突胶质细胞瘤患者的治疗计划。(a~c)IMRT 计划。(d~f)质子治疗计划。红色线为 95% 剂量线,绿色线为 85% 剂量线,黄色线为 50% 剂量线。

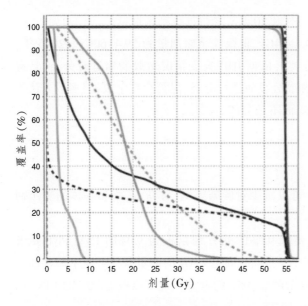

图 14.3　上述患者的 DVH。IMRT 计划如实线所示，PBT 计划如虚线所示。GTV，红色；CTV，蓝色；PTV，绿色；对侧海马，橙色；同侧海马，粉色；脑组织，紫色。

表 14.2　1.8Gy/d 分割方案正常组织剂量限值建议

危及器官	建议的剂量限值
视神经、视交叉	<54Gy[1]
全脑	<45Gy[1]
晶状体	<10Gy[1]
泪腺	<30Gy，平均剂量<25Gy 且不影响肿瘤覆盖范围[2]
脑干	<54Gy 或<60Gy，根据处方剂量而定
海马	采用适当的射野角度和治疗技术（如 IMRT 或 PBT），尽量减少对海马的照射剂量
垂体	采用适当的射野角度和治疗技术（如 IMRT 或 PBT），尽量减少对垂体的照射剂量

14.4　不良反应

不良反应见表 14.3。

表 14.3　不良反应

急性不良反应	脱发、乏力、头痛、恶心、脑水肿引起的神经系统症状
长期不良反应	神经认知功能减退和垂体功能减退、放射性脑坏死(5%)
不常见或罕见风险	假性进展引起的神经症状、视力丧失、听力丧失、继发性恶性肿瘤

（马一栋　葛宋钰　译）

参考文献

1. https://clinicaltrials.gov/ct2/show/NCT00887146.
2. Batth SS, Sreeraman R, Dienes E, Beckett LA, Daly ME, Cui J, Mathai M, Purdy JA, Chen AM (2013) Clinical-dosimetric relationship between lacrimal gland dose and ocular toxicity after intensity-modulated radiotherapy for sinonasal tumours. Br J Radiol 86(1032):20130459.

推荐阅读

1. Baumert BG et al (2016) Temozolomide chemotherapy versus radiotherapy in high-risk low-grade glioma (EORTC 22033-26,033): a randomised, open-label, phase 3 intergroup study. Lancet Oncol 17(11):1521–1532.
2. Buckner JC et al (2016) Radiation plus procarbazine, CCNU, and vincristine in low-grade glioma. N Engl J Med 374(14):1344–1355. PMID: 27050206.

第 15 章

胶质母细胞瘤

John B. Fiveash，Caleb Dulaney

15.1 模拟定位和靶区勾画的基本原则

- 模拟定位
  - CT 模拟定位采用热塑性面罩固定。如果能够提供高质量的 MRI 进行图像配准，增强 CT 的价值有限。
  - 获取薄层 MRI 平扫及增强 T1、T2 和 FLAIR 序列图像。
- 靶区勾画建议（表 15.1 至表 15.3，图 15.1）
  - 靶区范围主要依据术后 MRI 图像进行勾画，与术前图像进行图像配准有助于评估 FLAIR/T2 异常改变或确定术腔的范围。
  - 如果术后 MRI 后治疗计划延迟 2~3 周，需要重新行 MRI 检查。

表 15.1 胶质母细胞瘤二程放疗靶区勾画建议

靶区	定义和描述
GTV_4600	术后 MRI 的 FLAIR 或 T2 上的异常信号区，此范围包括 GTV_6000
CTV_4600	GTV_4600+0.5~2.0cm，以包括微浸润病灶。不包括低危浸润组织（硬脑膜、骨、跨越大脑镰、脑室内、未受累的小脑幕）
PTV_4600	CTV_4600 外扩摆位误差边界，如果采用热塑性面罩固定及每天进行千伏级图像引导，外扩 3~5mm
GTV_6000	T1 强化灶+术腔
CTV_6000	GTV_6000+0.5~2.0cm，以包括微浸润病灶。不包括低危浸润组织（硬脑膜、骨、跨越大脑镰、脑室内、未受累的小脑幕）
PTV_6000	CTV_6000 外扩摆位误差边界，如果采用热塑性面罩固定及每天进行千伏级图像引导，外扩 3~5mm

表 15.2　胶质母细胞瘤单程放疗靶区勾画建议(60Gy / 30fx)

靶区	定义和描述
GTV_6000	T1 强化灶+术腔
CTV_6000	GTV_6000+1.5~2.0cm,以包括微浸润病灶。不包括低危浸润组织(硬脑膜、骨、跨越大脑镰、脑室内、未受累的小脑幕)。如果 FLAIR 显示邻近区域为高危区域,但超出外扩边界,此区域应被纳入 CTV_6000
PTV_6000	CTV_6000 外扩摆位误差边界,如果采用热塑性面罩固定及每天进行千伏级图像引导,外扩 3~5mm

对于因置入心脏起搏器而不能行 MRI 检查的患者,应根据术后 CT 进行勾画,并考虑增加 1~2cm 的 CTV 边界。

表 15.3　老年胶质母细胞瘤患者大分割放疗靶区勾画建议(40Gy / 15fx)

靶区	定义和描述
GTV_4000	T1 强化灶+术腔
CTV_4000	GTV_4000+1.5~2.0cm,以包括微浸润病灶,不包括低危浸润组织(硬脑膜、骨、跨越大脑镰、脑室内、未受累的小脑幕)。如果 FLAIR 显示邻近区域为高危区域,但超出外扩边界,此区域应被纳入 CTV_4000
PTV_4000	CTV_4000 外扩摆位误差边界,如果采用热塑性面罩固定及每天进行千伏级图像引导,外扩 3~5mm

- 二程放疗方法和单程放疗方法的靶区勾画存在差异。
- 功能成像在 GBM 计划中的应用仍处于研究阶段 (例如,FET-PET 高代谢区域的同步加量)。

15.2　处方剂量

- 单程放疗或二程放疗均可采用。如果采用单程放疗,没有充分的研究证明 CTV 外扩范围可以减小为 0.5cm。
- 对于二程放疗,初始阶段 PTV_4600 剂量为 46Gy / 23fx,第二阶段 PTV_6000 剂量为 14Gy / 7fx,总量为 60Gy / 30fx。
- 对于老年或者体力状态较差的患者,可以考虑行大分割放疗(40Gy / 15fx)。一些随机研究采用更短程的分割方案(25Gy / 5fx)。

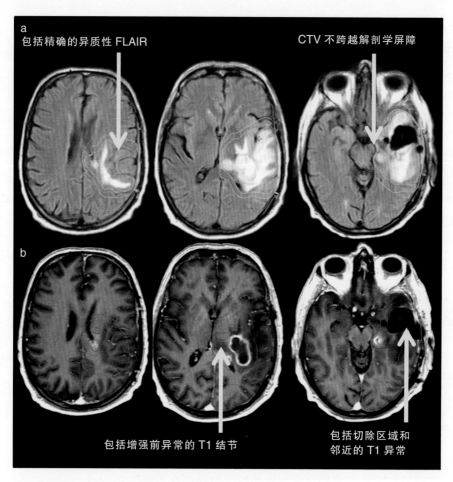

图 15.1   左侧额叶 WHO Ⅳ 型胶质母细胞瘤患者,次全切除术后靶区勾画。(a)T2–FLAIR 轴位图,
T2–GTV 为黄色。CTV 外扩有两种方法:美国成人脑肿瘤协会(ABTC)建议外扩 0.5cm(浅蓝色),美
国肿瘤放射治疗协作组(RTOG)建议外扩 2cm(绿色)。(b)上述相同层面 T1 增强序列,T1–GTV 为
红色。ABTC 推荐加量 CTV(外扩 0.5cm)为粉色。外扩 2cm 范围,即 RTOG 推荐加量 CTV 和欧洲癌
症研究与治疗组织 EORTC 推荐单程放疗的 CTV 为紫色。

15.3   治疗计划

- 采用 3D–CRT、IMRT 计划。在 NRG BN001 研究中,采用质子治疗增加照射剂量的
  研究正在进行中。
- 目标:PTV D95%≥60Gy,D0.03mL<64Gy。
- OAR 剂量限值建议见表 15.4。

表 15.4　危及器官剂量限值建议

危及器官(按重要性进行排序)	建议的剂量限值
视神经和视交叉	最大剂量<54Gy,如果需要覆盖肿瘤,最高 60Gy
丘脑下方的脑干	最大剂量<54Gy,如果需要覆盖肿瘤,最高 60Gy
视网膜	最大剂量<45Gy
晶状体	最大剂量<10Gy
泪腺	平均剂量<30Gy
垂体	尽量减小照射剂量,平均剂量<40Gy

靶区剂量可以在分程计划中单独评估,OAR 剂量需要叠加分程计划后,再进行评估。一般情况下,不建议为了满足正常组织的剂量限值而降低靶区剂量,如果临床需要,PTV 的一小部分可以欠量。

15.4　不良反应(表 15.5)

治疗过程中应进行监测,包括血液学功能(淋巴细胞减少、血小板减少)、类固醇毒性(高血糖、失眠、口腔念珠菌病、肌无力),以及筛查深静脉血栓形成和鹅口疮。

表 15.5　不良反应

急性不良反应	脱发、乏力、头痛、恶心、脑水肿引起的神经系统症状
长期不良反应	神经认知功能减退和垂体功能减退、放射性脑坏死(5%)
不常见或罕见风险	假性进展引起的神经症状、视力丧失、听力丧失、继发性恶性肿瘤

(马一栋 李晓琳 译)

推荐阅读

1. Cabrera AR, Kirkpatrick JP, Fiveash JB, Shih HA, Koay EJ, Lutz S, Petit J, Chao ST, Brown PD, Vogelbaum M, Reardon DA, Chakravarti A, Wen PY, Chang E (2016) Radiation therapy for glioblastoma: executive summary of an American Society for Radiation Oncology Evidence-Based Clinical Practice Guideline. Pract Radiat Oncol 6(4):217–225.
2. Gebhardt BJ, Dobelbower MC, Ennis WH, Bag AK, Markert JM, Fiveash JB (2014) Patterns of failure for glioblastoma multiforme following limited-margin radiation and concurrent temo-zolomide. Radiat Oncol 9:130.
3. Kruser TJ, Bosch WR, Badiyan SN, Bovi JA, Ghia AJ, Kim MM, Solanki AA, Sachdev S, Tsien C, Wang TJC, Mehta MP, McMullen KP (2019) NRG brain tumor specialists consensus

guidelines for glioblastoma contouring. J Neuro-Oncol 143(1):157–166.

4. McDonald MW, Shu HK, Curran WJ Jr, Crocker IR (2011) Pattern of failure after limited margin radiotherapy and temozolomide for glioblastoma. Int J Radiat Oncol Biol Phys 79(1):130–136.

5. Niyazi M, Brada M, Chalmers AJ, Combs SE, Erridge SC, Fiorentino A, Grosu AL, Lagerwaard FJ, Minniti G, Mirimanoff RO, Ricardi U, Short SC, Weber DC, Belka C (2016) ESTRO-ACROP guideline "target delineation of glioblastomas". Radiother Oncol 118(1):35–42.

6. Perry JR, Laperriere N, O'Callaghan CJ, Brandes AA, Menten J, Phillips C, Fay M, Nishikawa R, Cairncross JG, Roa W, Osoba D, Rossiter JP, Sahgal A, Hirte H, Laigle-Donadey F, Francesschi E, Chinot O, Golfinopoulos V, Fariselli L, Wick A, Feuvret L, Back M, Tills M, Winch C, Baumert BG, Wick W, Ding K, Mason WP, Trial Investigators (2017) Short-course radiation plus temozolomide in elderly patients with glioblastoma. N Engl J Med 376(11):1027–1037.

第 **16** 章

脑干胶质细胞瘤

Tamara Z. Vern Gross, Michael D. Chan, John T. Lucas Jr

16.1 模拟定位和靶区勾画的基本原则(表 16.1 和表 16.2)

- 模拟定位
  - 影像学推荐

表 16.1　低级别局灶性脑干胶质瘤靶区勾画建议

靶区	定义和描述
GTV	包括 T2/FLAIR 及 T1 增强图像上的肿瘤范围。GTV 应包括所有肿瘤囊性区域。术前、术后及化疗前后的图像有助于确认初始肿瘤及肿瘤残存范围
CTV	GTV+0.5~1cm。需要结合初始肿瘤浸润范围、疑似受累区域的边界,以及神经解剖结构(颅骨、大脑镰、小脑幕)予以修改
PTV	CTV+0.3~0.5cm。外扩范围取决于各机构标准、患者固定方式和舒适度及图像引导方式(射野影像系统或锥形束 CT)

表 16.2　弥漫性脑桥神经胶质瘤靶区勾画建议

靶区	定义和描述
GTV	包括 T2/FLAIR 及 T1 增强图像上的肿瘤范围。化疗前后的 MRI 图像有助于确认初始肿瘤及肿瘤残存范围。很少对弥漫性脑桥神经胶质瘤行新辅助化疗或手术,如果已进行活检,必须考虑此因素
CTV	GTV+1cm。需要结合初始肿瘤浸润范围、疑似受累区域的边界,以及神经解剖结构(颅骨、大脑镰、小脑幕)予以修改
PTV	CTV+0.3~0.5cm。外扩范围取决于各机构标准、患者固定方式和舒适度,以及图像引导方式(射野影像系统或锥形束 CT)

术前和术后应该进行影像学检查。

MRI 至少应该包括 T1、增强 T1、T2 及 FLAIR 序列。

计划 CT 扫描层厚应≤5mm,≤2mm 为最佳。

　– 患者体位

患者取仰卧位,采用热塑性面罩固定。光子治疗和 PBT 定位时头部位置不同,或需要特殊的摆位设备,如治疗床位移转换器。

● 靶区勾画推荐(图 16.1 和图 16.2)

　– 图像序列及特殊要求

低级别局灶性脑干胶质瘤在 T1 加权图像上呈低信号,T2 加权图像上呈高信号,注射钆剂后,根据肿瘤不同特征有不同程度的强化。弥漫性脑桥神经胶质瘤是一种扩张性肿瘤,在 T1 加权图像上呈均匀低信号,T2 加权图像上呈高信号。T2 MRI 及 T2 FLAIR 序列有助于确定病灶范围和术后瘤床区域。

　– 治疗中影像学验证

考虑到肿瘤体积小,治疗期间通常需要对儿童患者进行镇静和气道保护,建议每天进行锥形束 CT 或其他立体定向治疗。

16.2　处方剂量

● 对于低级别局灶性脑干胶质瘤,一般推荐剂量为 50.4Gy/1.8Gy;根据脑干受累程度和 OAR 的剂量限制,可以给予 45~50.4Gy。

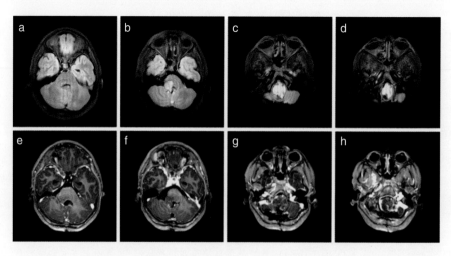

图 16.1　1 例低级别局灶性脑干神经胶质瘤靶区勾画,WHO Ⅰ级。GTV,红色;CTV,黄色;PTV,绿色。(a~d)轴位 T2 FLAIR MRI 序列。(e~h)轴位三维增强 T1 MRI 序列。

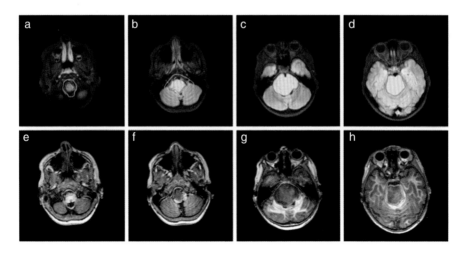

图 16.2　1 例弥漫性脑桥神经胶质瘤靶区勾画。GTV,红色;CTV,黄色;PTV,绿色。(a~d)轴位 T2 FLAIR MRI 序列,(e~h)轴位 3D 增强 T1 MRI 序列。

- 对于弥漫性脑桥神经胶质瘤,一般推荐剂量为 54Gy/1.8Gy。

16.3　治疗计划(图 16.3 和表 16.3)

- 治疗方式
  - 通常采用 4~6MV 光子治疗,也可以考虑行 PBT。
- 治疗技术
  - 可以采用 3D-CRT、IMRT 或 VMAT,尽可能减少大脑、脑干、颞叶、海马、耳蜗和垂体/下丘脑受照剂量。

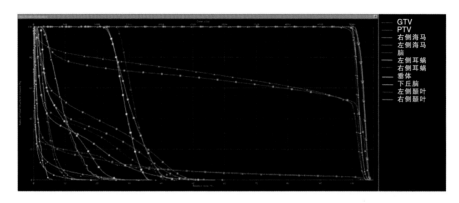

图16.3　低级别局灶性脑干胶质瘤的 DVII。PBT 计划,二角形线;VMAT,正方形线。

表 16.3   危及器官剂量限值建议

危及器官	建议的剂量限值
PTV[1]	接受 100% 处方剂量的体积 ≥99%（V100%≥99%）
	接受 110% 处方剂量的体积 <10%（V110%<10%）
耳蜗[1]	D50%<20Gy
眼球[1]	D90%≤5Gy
	D50%≤10Gy
	D10%≤35Gy
视神经[1]	D90%≤10Gy（单侧）
	D50%≤54Gy
	D10%≤56Gy
视交叉[1]	D90%≤10Gy
	D50%≤54Gy
	D10%≤56Gy
垂体[2]	平均剂量<16Gy
	V30Gy<50%
下丘脑[2]	平均剂量<16Gy
	V30Gy<50%
脑干[3]	平均剂量<44.2Gy
	D0.1mL<56.6Gy（减去 GTV）
	D90%<44Gy
	D50%<52.2Gy
	D10%<55.4Gy
脑干神经核[3]	D0.1mL<54.6Gy
脊髓[1]	V50.4Gy<5mL
	D50%<26Gy

- 治疗计划目标：95% 处方剂量覆盖 100% 的 PTV 体积。根据肿瘤的复杂程度和
  OAR 的邻近关系（脑干、耳蜗、颞叶、脊髓等），95% 的 PTV 的覆盖剂量可达到
  95% 的处方剂量。此外，根据 DVH，<10% 的 PTV 的覆盖剂量应大于 110% 的处
  方剂量。
- 可以利用楔形板、补偿器等使靶区内剂量分布均匀。
- PBT

  对低级别局灶性脑干胶质瘤可采用 PBT 技术，特别是儿童患者，PBT 能保证肿
瘤靶区照射剂量，同时减少正常组织受照剂量，降低晚期反应毒性的风险，以取得
更好的治疗效果。

质子束横向扩展和射程范围不同,因此,仅根据 PTV 确定单个质子束的远端射程并不合适。治疗计划不仅要求给予 PTV 均匀的照射剂量,还应将 CTV 的剂量分布作为预期的不确定性加以考虑。因此,设置靶区远端边界应基于 CTV 后界、射程的不确定性、摆位边界(SM)和内边界(IM)。IM 补偿 CTV 内所有组织的大小和形状变化。SM 考虑了与患者体位、软件和设备相关的每日剂量设置和摆位的不确定性。

16.4　不良反应

不良反应见表 16.4。

- 临床处理方法
  - 如果放疗期间使用皮质类固醇,建议给予胃黏膜保护剂(如雷尼替丁)并观察口腔念珠菌病的发生。
  - 放疗前 1 小时给予昂丹司琼,以预防恶心。预防用药后再次出现恶心时,可以联用地塞米松、丙氯拉嗪或劳拉西泮。

表 16.4　不良反应

急性不良反应	脱发、疲劳、放射性皮炎、头痛、恶心、耳胀、短暂水肿引起的神经系统症状或阻塞性脑水肿
晚期不良反应	短暂或永久性脱发;耳蜗损伤;一侧或双耳部分或全部听力丧失;垂体功能低下导致内分泌异常和不孕;神经认知功能减退影响记忆、智商和行为;脑神经损伤导致吞咽功能障碍,需要鼻饲管或气管切开;损伤 Willis 环及周围血管;增加血管瘤及脑卒中发生的风险;脑干及正常组织损伤,可能导致永久性感觉缺失、瘫痪或死亡;诱发继发性恶性肿瘤的风险

(胡漫　马一栋 译)

参考文献

1. ACNS0822 protocol. https://clinicaltrials.gov/ct2/show/NCT01236560.
2. Huguenin M, Trivin C, Zerah M et al (2003) Adult height after cranial irradiation for optic pathway tumors: relationship with neurofibromatosis. J Pediatr 142:699–703.
3. Indelicato DJ, Flampouri S, Rotondo RL et al (2014) Incidence and dosimetric parameters of pediatric brainstem toxicity. Acta Oncol 53:1298–1304.

推荐阅读

1. Gajjar A, Bowers DC, Karajannis MA, Leary S, Witt H, Gottardo NG (2015) Pediatric br-

ain tumors: innovative genomic information is transforming the diagnostic and clinical landscape. J Clin Oncol 33(27):2986–2998.

2. Merchant TE, Kun LE, Wu S, Xiong X, Sanford RA, Boop FA (2009) Phase II trial of conformal radiation therapy for pediatric low-grade glioma. J Clin Oncol 27(22):3598–3604.

3. Reddy AT, Wellons JC 3rd (2003) Pediatric high-grade gliomas. Cancer J 9(2):107–112.

4. Youland RS, Khwaja SS, Schomas DA, Keating GF, Wetjen NM, Laack NN (2013) Prognostic factors and survival patterns in pediatric low-grade gliomas over 4 decades. J Pediatr Hematol Oncol 35(3):197–205.

第 17 章

松果体肿瘤

Chia-Lin Tseng, Arjun Sahgal

17.1 中分化松果体实体瘤

17.1.1 模拟定位和靶区勾画的基本原则

- 目前尚无Ⅲ期前瞻性的研究数据支持辅助治疗;可考虑使用局部放疗,以改善局部控制率。
- 患者取仰卧位,采用薄层(1~2mm)CT模拟定位,使用热塑性面罩固定。
- 应采集MRI容积薄层(1~2mm)T1W序列和T2/FLAIR MRI序列图像。
- 为方便靶区勾画,可将术前(或者既往手术)和T1±T2/FAIR MRI与CT模拟图像相融合。
- 靶区勾画建议见表17.1。

17.1.2 处方剂量

- PTV:50~54Gy/25~30fx。

表 17.1 靶区勾画建议

靶区	定义和描述
GTV	强化区域或T1加权图像上术后残留的肿瘤腔强化区域,应包括可能存在的局灶性囊性和(或)出血区域
CTV	CTV=GTV+0.3~0.5cm,包括骨和硬脑膜、大脑镰、小脑幕等的解剖边界,术前MRI范围被纳入高危区域
PTV	PTV=CTV+0.3~0.5cm,取决于患者体位、面罩适配性、图像引导技术

17.1.3　治疗计划

- 采用 3D–CRT、IMRT、VMAT 或 PBT,尽可能保护正常脑组织、海马和垂体。
- 治疗计划目标是在遵守 OAR 剂量限值的同时, 以 95%的处方剂量覆盖 95%的 PTV。对于邻近其他关键 OAR(包括视交叉或脑干)的较大或复杂的肿瘤,可能需要缩小靶区覆盖体积,应根据具体情况进行评估。
- 建议使用骨性配准的锥形束 CT 进行 IGRT。
- 表 17.2 和表 17.3 分别总结了剂量限值和不良反应。

> **病例 1**:患者,男,62 岁,因意识模糊、头晕和头痛就诊,发现梗阻性脑积水伴第三脑室肿瘤强化灶,累及松果体。行第三脑室造瘘术及肿瘤次全切除,术后病理符合中分化松果体肿瘤,WHO Ⅱ 级。脊柱 MRI 未见肿瘤播散。靶区轮廓见图 17.1,治疗计划见图 17.2,DVH 见图 17.3。

表 17.2　1.8~2Gy/fx 方案危及器官的剂量限值建议

危及器官	建议的剂量限值
视神经和视交叉	最大剂量<54Gy
脑干	最大剂量<54Gy
耳蜗	平均剂量≤45Gy
眼睛	最大剂量<45Gy
晶状体	最大剂量<10Gy
海马体	平均剂量<20Gy(如可达到)
脑垂体	最大剂量为 30~45Gy,平均剂量<30Gy(如可达到)

表 17.3　不良反应

急性不良反应	疲劳、皮炎、脱发、头痛,以及脑水肿引起的恶心、呕吐和头痛
亚急性不良反应	嗜睡综合征
长期不良反应	垂体功能减退症、听力丧失、白内障、白质脑病、神经认知缺陷和继发性恶性肿瘤

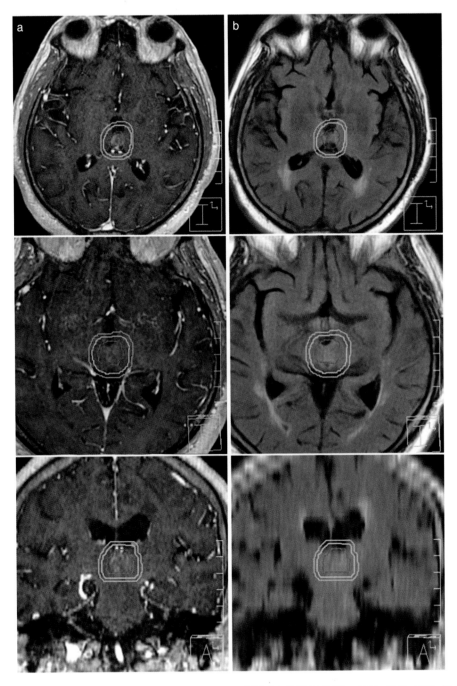

图 17.1　基于 T1 加权 MRI(a) 和 T2 FLAIR/MRI 序列(b)的靶区轮廓。GTV, 红色；CTV, 绿色；PTV, 橙色。

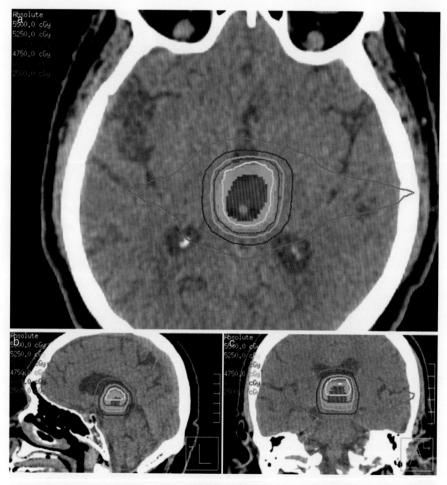

图 17.2　轴位(a)、矢状位(b)、冠状位(c)IMRT(50Gy/25fx)图像显示选定的等剂量线(白色线为 55Gy、黄色线为 52.5Gy、红色线为 50Gy、绿色线为 47.5Gy、蓝色线为 40Gy、浅蓝色线为 25Gy)。

17.2　松果体区乳头状瘤

17.2.1　模拟定位和靶区勾画的基本原则

- 目前尚无关于罕见的神经外胚层肿瘤手术切除后辅助治疗的共识，应考虑行局灶性放疗，以改善局部控制。
- 患者取仰卧位，使用热塑性面罩固定，采用薄层(1~2mm)CT 模拟定位。

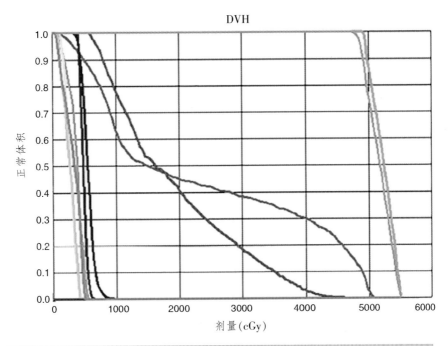

类型		ROI	试验剂量	最小剂量	最大剂量	平均剂量	Std. Dev.
◇	▬▬	脑干	治疗	105	5077	2341	1744
◇	▬▬	CTV	治疗	4847	5508	5226	172
◇	▬▬	左眼	治疗	89	548	368	107
◇	▬▬	左侧晶状体	治疗	120	449	281	76
◇	▬▬	右侧晶状体	治疗	80	420	268	96
◇	▬▬	视交叉	治疗	571	4603	1907	1006
◇	▬▬	左侧视神经	治疗	411	663	486	42
◇	▬▬	右侧视神经	治疗	327	948	555	87
◇	▬▬	PTV	治疗	4640	5508	5164	192
◇	▬▬	脊髓	治疗	--	--	--	--
◇	▬▬	眼球	治疗	61	505	320	130

图 17.3　同一例患者的 DVH。99.7% 的 PTV 的覆盖剂量为 47.5Gy（95% 的处方剂量）。85.5% 的 CTV 的覆盖剂量为 50Gy（100% 的处方剂量）。

- 应采集 MRI 容积薄层(1~2mm)T1 序列和 T2/FLAIR MRI 序列图像。
- 为方便靶区勾画,可将术前(或者既往手术)和 T1±T2 加权/FLAIR MRI 与 CT 模拟相融合。
- 靶区勾画建议见表 17.4。

17.2.2　处方剂量

- PTV:50~54Gy/25~30fx。

17.2.3　治疗计划

- 采用 3D-CRT、IMRT、VMAT 或 PBT,尽可能保护正常脑组织、海马和垂体。
- 治疗目标:遵守 OAR 剂量限值的同时,以 95%的处方剂量覆盖 95%的 PTV。对于邻近其他关键 OAR(包括视交叉或脑干)的较大或复杂的肿瘤,可能需要缩小靶区覆盖体积,应根据具体情况进行评价。
- 建议使用骨性配准的锥形束 CT 进行 IGRT。
- 表 17.5 和表 17.6 分别总结了剂量限值和不良反应。

表 17.4　靶区勾画建议

靶区	定义和描述
GTV	钆增强 T1 图像上可见强化区域或术后残留的瘤腔增强区域,应包括可能存在的局灶性囊性和(或)出血区域
CTV	CTV=GTV+0.3~0.5cm,包括骨和硬脑膜/大脑镰/小脑幕的解剖边界,术前 MRI 范围纳入高危区域
PTV	PTV=CTV+0.3~0.5cm,取决于患者体位、面罩适配度、图像引导技术

表 17.5 1.8~2Gy/fx 方案危及器官剂量限值建议

危及器官	建议的剂量限值
视神经和视交叉	最大剂量<54Gy
脑干	最大剂量<54Gy
耳蜗	平均剂量≤45Gy
眼睛	最大剂量<45Gy
晶状体	最大剂量<10Gy
海马体	平均剂量<20Gy(如可达到)
脑垂体	最大剂量为30~45Gy,平均剂量<30Gy(如可达到)

表 17.6 不良反应

急性不良反应	疲乏、皮炎、脱发、头痛、脑水肿的恶心、呕吐和头痛
亚急性不良反应	嗜睡综合征
长期不良反应	垂体功能减退症、听力丧失、白内障、白质脑病、神经认知缺陷和继发性恶性肿瘤

　　病例 2:患者,男,30 岁,因视力进行性模糊并伴有头痛、恶心、呕吐入院。MRI 显示脑积水梗阻性合并松果体肿瘤,囊性成分复杂。行第三脑室造瘘术和活检,病理证实松果体区乳头状瘤(PTPR),WHO Ⅱ~Ⅲ级。脊柱 MRI 未见肿瘤转移。术前 MRI 见图 17.4,靶区轮廓见图 17.5,平面图见图 17.6,DVH 见图 17.7。

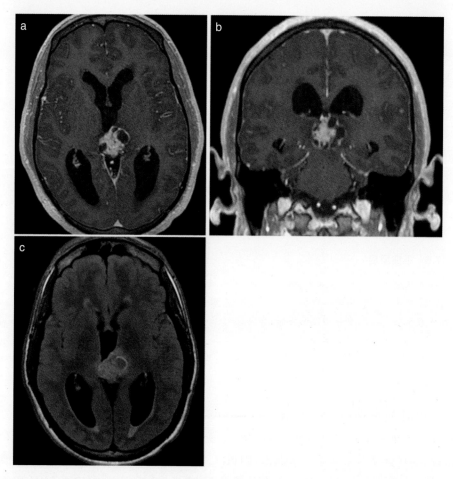

图 17.4   同一例患者的术前 MRI 图像。(a,b)MRI T1 加权图像。(a)轴位图像。(b)冠状位图像。
(c)T2/FLAIR 轴位图像。

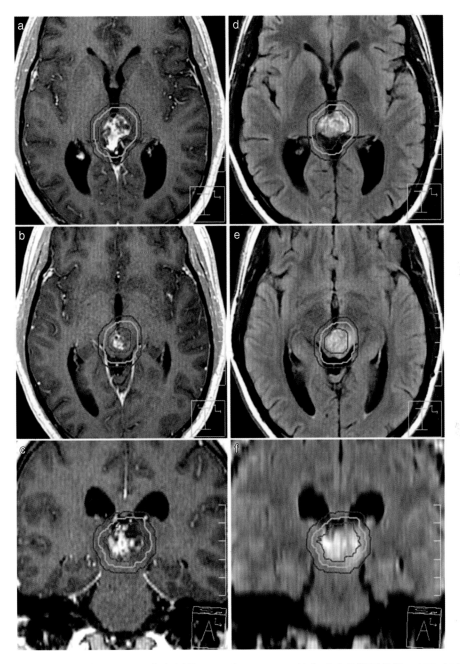

图 17.5　同一例患者的 MRI T1 加权图像(a~c)和 T2 FLAIR 序列(d~f)的靶区轮廓。GTV,红色；CTV,绿色；PTV,蓝色。

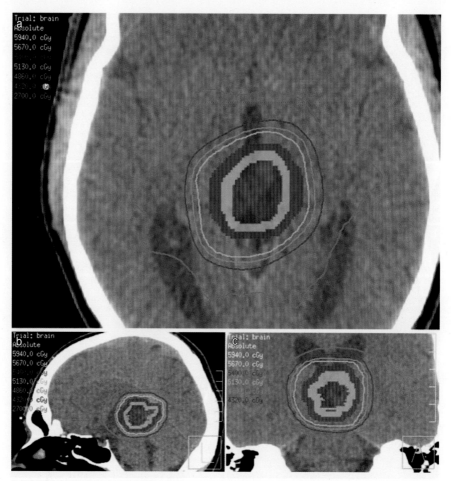

图 17.6　轴位(a)、矢状位(b)和冠状位(c)IMRT(54Gy/30fx)图像显示选定的等剂量线(浅紫色线为 51.3Gy,青色线为 48.6Gy,蓝色线为 43.2Gy,浅蓝色线为 27Gy)。该治疗方案对 PTV 的剂量进行优化,最大剂量为 54Gy,最小剂量为 47Gy。

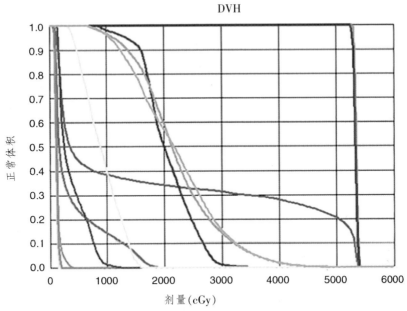

DVH

类型	ROI	试验记录	最小	最大	平均	Std. Dev.
◇ ——	脑干	脑	87.6	5378.7	1832.9	2150.1
◇ ——	CTV1	脑	5284.8	5406.7	5318.3	18.5
◇ ——	左眼	脑	45.5	416.5	133.8	43.8
◇ ——	右眼	脑	41.3	1879.3	404.7	462.0
◇ ——	左侧晶状体	脑	91.6	131.2	113.4	7.8
◇ ——	右侧晶状体	脑	96.8	203.5	123.4	18.5
◇ ——	视交叉	脑	790.2	3464.5	2053.8	441.3
◇ ——	左侧视神经	脑	141.7	1244.5	378.3	244.0
◇ ——	右侧视神经	脑	286.1	1605.5	912.1	331.3
◇ ——	PTV1	脑	5215.3	5406.7	5338.9	24.7
◇ ——	海马	脑	607.6	4729.8	2216.0	711.7
◇ ——	海马	脑	619.8	4834.7	2202.7	769.3

图 17.7 同一例患者的 DVH。100%的 PTV 的覆盖剂量为 51.3Gy(95%的处方剂量),平均剂量为 53.4Gy。

（杨彦琴 译）

推荐阅读

1. Amato-Watkins AC, Lammie A, Hayhurst C, Leach P (2016) Pineal parenchymal tumours of intermediate differentiation—an evidence-based review of a new pathological entity. Br J Neurosurg 30(1):11–15.
2. Edson MA, Fuller GN, Allen PK, Levine NB, Ghia AJ, Mahajan A, Brown PD, DeMonte F, Li J (2015) Outcomes after surgery and radiotherapy for papillary tumor of the pineal region. World Neurosurg 84(1):76–81.
3. Fuller BG, Kapp DS, Cox R (1994) Radiation therapy of pineal region tumors: 25 new cases and a review of 208 previously reported cases. Int J Radiat Oncol Biol Phys 28(1):229–245.
4. Mallick S, Benson R, Rath GK (2016) Patterns of care and survival outcomes in patients with pineal parenchymal tumor of intermediate differentiation: an individual patient data analysis. Radiother Oncol 121(2):204–208.
5. Patel SK, Tomei KL, Christiano LD, Baisre A, Liu JK (2012) Complete regression of papillary tumor of the pineal region after radiation therapy: case report and review of the literature. J Neuro-Oncol 107(2):427–434.
6. Stoiber EM, Schaible B, Herfarth K, Schulz-Ertner D, Huber PE, Debus J, Oertel S (2010) Long term outcome of adolescent and adult patients with pineal parenchymal tumors treated with fractionated radiotherapy between 1982 and 2003—a single institution's experience. Radiat Oncol 5:122.
7. Villà S, Miller RC, Krengli M, Abusaris H, Baumert BG, Servagi-Vernat S, Igdem S, Lucas A, Boluda S, Mirimanoff RO (2012) Primary pineal tumors: outcome and prognostic factors--a study from the Rare Cancer Network (RCN). Clin Transl Oncol 14(11):827–834.

第 18 章

成人髓母细胞瘤

C. Jane Cho, Lia M. Halasz

18.1 模拟定位和靶区勾画的基本原则(表 18.1 至表 18.4)

- 脊椎 MRI 和脑脊液采样对于确定患者是中危还是高危至关重要。
- 中等风险:≥3 岁,M0 期,术后残留病灶≤1.5cm^2,组织学良好。
  - 钆增强前后的脑部薄层 T1 MRI 图像可用于靶区勾画。髓母细胞瘤 T1 图像不均匀强化,在 DWI 序列上也可显示。使用术前和术后(72 小时内)MRI 来帮助

表 18.1 靶区勾画建议(全脑全脊髓照射)

CTV	整个脑脊液(CSF)间隙有疾病传播的风险。颅骨内容物包括筛板、眶上裂、Meckel 腔、圆孔、卵圆孔、内耳道、颈静脉孔和舌下神经管。关于是否包括整个视神经或视神经后部存在争议。椎管包括椎间孔,不包括骶神经根。在 MRI 图像上显示鞘囊下缘(图 18.1 和图 18.2)[1]
PTV	CTV+0.5~0.7cm,取决于患者体位的舒适度、面罩适配度和图像引导技术(前后位/侧位成像或锥形束 CT)

表 18.2 靶区勾画建议(瘤床加量)

目标体积	定义与描述
GTV	术后 T2 FLAIR 和 T1 增强图像显示的肿瘤残留和手术残腔。术前 MRI 检查有助于确定残存病变和手术残腔
CTV	围绕解剖边界勾画,如骨、幕骨、硬脑膜和脑干
PTV	CTV+0.3~0.5cm,取决于患者体位的舒适度、面罩适配度和图像引导技术(前后位/侧位成像或锥形束 CT)

表 18.3　靶区勾画建议(后颅窝加量)

CTV	包括脑干在内的整个后颅窝。使用矢状位和冠状位 MRI 图像来协助鉴别幕骨。上界为小脑幕;前界为小脑叶前缘、脑干、中脑;侧界和后界为枕骨和颞骨骨壁;下界为 C1/C2 交界处
PTV	CTV+0.3~0.5cm,取决于患者体位的舒适度、面罩适配度和图像引导技术(前后位/侧位成像或锥形束 CT)

表 18.4　全脑全脊髓放疗技术

3D-CRT	
大脑野	通常采用前后对穿射野,通过升降准直器旋转和治疗床、旋转机架、匹配脊柱射野的倾斜度来减少射束的散射。边界:上后界为筛板下方 0.5cm,前界为包椎体 1cm,下界为颅中窝下方 1cm
脊髓野	上界为 C4~C7;侧界为距椎体边缘 1cm,完全覆盖骶椎孔;下界为 1~2cm 的边缘,下方的硬膜囊末端根据脊柱 MRI T2 序列确定,通常位于 S2 附近。接野位置可每 5 次进行 1 次变动,或者每天 1 次,要求至少有 3 个不同的接野区,常采用 0~5mm 的间隙,也可依据各中心的实际情况决定
PBT	
大脑野	常采用单一前后野、两个后斜野或对穿野治疗
脊髓野	后野匹配的方法通常是羽化技术射野衔接(均整扫描)或梯度配准射野(笔形束扫描)

勾画靶区范围。

- 建议术前行 MRI 扫描整个椎管,包括钆增强前后的 T1 和 T2 图像,以确定是否存在肿瘤细胞转移,以及脑脊液播散的位置和硬膜囊形成的范围。停药后 10~14 天进行术后脊柱 MRI 检查,以避免假阳性。
  - 脊柱 MRI 应包括整个骶骨。
- 如果患者有 MRI 禁忌证,可使用增强 CT。
- 进行全脑全脊髓放疗 CT 模拟定位,使用热塑性面罩和体模固定头部和体部,扫描层厚为 1~2.5mm。
  - 可采用仰卧位(对患者来说更舒适,位置更稳定)或俯卧位(对患者来说不舒适,优势是如果使用传统的 CSI 技术,可以看到皮肤上的脊柱射野连接处的配准线)。
  - 颈部过度伸展(可以最大限度地保护食管和喉部)。

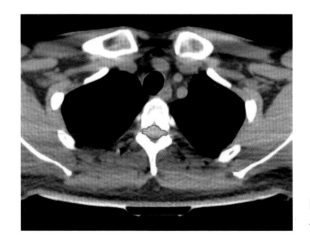

图 18.1　脊柱 CTV(粉红色所示)应该包括神经根在内的整个蛛网膜间隙。

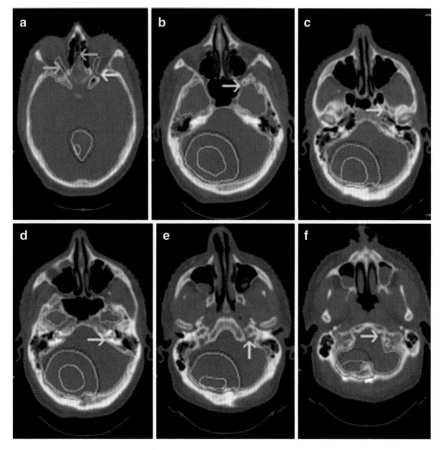

图 18.2　脑 CTV(橙色所示)轮廓应包括(a)眶上裂(黄色箭头所示)和筛板(绿色箭头所示),并考虑视神经鞘(蓝色箭头所示),(b)圆孔,(c)卵圆孔,(d)内耳道,(e)颈静脉孔和(f)舌下神经管。图示为中风险的髓母细胞瘤的勾画范围:CTV,黄色;CTV,深青色;PTV,红色。

18.2　处方剂量

- 最大限度安全切除术后脑和椎管的治疗
  - 中等风险：CSI 为 23.4~36Gy，瘤床增量到 54~55.8Gy，边缘取决于所使用的化疗方案。如果使用 Packer 方案进行化疗，只考虑从 36Gy 以后逐步减少。
  - 高风险：CSI 为 36Gy/20fx，后颅窝或瘤床边缘增量至 54~55.8Gy。注意：瘤床增量方法正越来越多地被用于髓母细胞瘤，但尚未被临床试验证实。
- 转移灶的增量
  - 颅内、下段脊髓的局灶性转移：50.4Gy。
  - 上段脊髓的局灶性转移：45Gy。
  - 脊髓弥漫性转移灶：39.6Gy。

18.3　治疗计划

- 见表 18.4，图 18.3 至图 18.5。
- 3D-CRT、IMRT、VMAT 或 PBT 可用于保护骨髓、心脏、肺、肾脏和肠道，以及增量照射时保护幕上脑、下丘脑、垂体、视器和耳蜗。
- 光子治疗计划要求 95% 的处方剂量覆盖 95% 的 PTV，PBT 计划要求 100% 的处方剂量覆盖 100% 的 CTV。
- 3D-CRT 或 IMRT 计划的 OAR 包括：幕上脑、耳蜗、下丘脑/垂体、眼睛、视神经、视交叉、颈段脊髓（枕骨大孔至 C2 顶部）和皮肤（表 18.5）。

18.4　不良反应

- 详见表 18.6。
- 建议治疗期间每周测量体重并检测血常规。可考虑术前每天使用昂丹司琼预防。

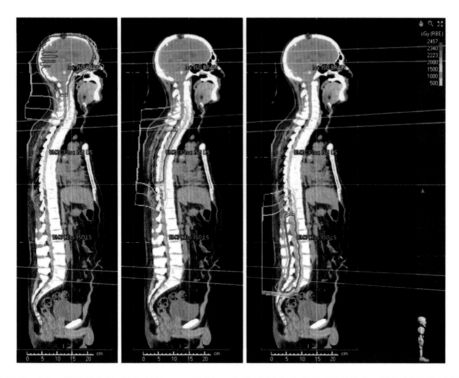

图 18.3　同一例髓母细胞瘤患者的 PBT 计划, 3 个前后野交接处均经过配准, 并使用重叠区梯度移动的方法, 以保证剂量均匀。

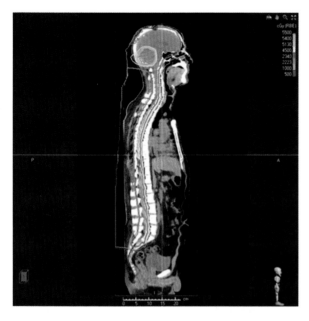

图 18.4　通过梯度配准的 PBT 计划。

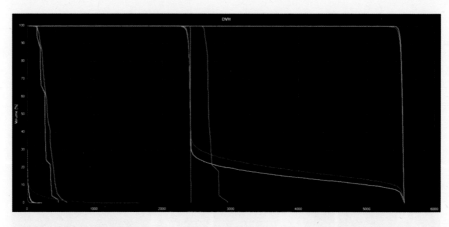

图 18.5　同一例髓母细胞瘤患者的 DVH。CTV 增量,绿色;PTV 增量,深蓝色;脑脊髓 CTV,红色;脑脊髓 PTV,黄色;耳蜗,橘色;晶状体,深青色和淡紫色;肺,深紫色;食管,白色;肾脏,灰色。

表 18.5　1.8Gy/d 分割方案正常组织剂量限值建议

危及器官	建议的剂量限值
C1 与 C2 之间的脊髓(枕骨大孔至 C2 顶部)	V45Gy<50%[4]
视神经和视交叉	最大剂量<55Gy
耳蜗	平均 35Gy,如果可能[5]
脑干	0.1cm³ 脑干<56.6Gy(可接受:D0.1mL≥56.6Gy, <58Gy)
	50% 体积的脑干<52.4Gy(可接受:D50≥52.4Gy, <54Gy)
	10%体积的脑干<55.4Gy(可接受:D10≥55.4Gy, <56Gy)[6]

表 18.6　不良反应

急性不良反应	脱发、乏力、头痛、恶心、腹泻、听力改变、骨髓抑制、脑水肿等引起的神经系统症状
长期不良反应	神经认知功能减退、生长发育减退、垂体功能减退、甲状腺功能减退、听力减退
不常见和罕见风险	Lhermitte 综合征、性腺功能异常、脑或脑干损伤、继发性恶性肿瘤

(杨彦琴　译)

参考文献

1. Ajithkumar T et al (2018) SIOPE—brain tumor group consensus guideline on craniospinal target volume delineation for high-precision radiotherapy. Radiother Oncol 128(2):192–197.
2. Cao F, Ramaseshan R, Corns R, Harrop S, Nuraney N, Steiner P, Aldridge S, Liu M, Carolan H, Agranovich A, Karvat A (2012) A three-isocenter jagged-junction IMRT approach for craniospinal irradiation without beam edge matching for field junctions. Int J Radiat Oncol Biol Phys 84(3):648–654. Epub 2012 Mar 19. https://doi.org/10.1016/j.ijrobp.2012.01.010.
3. Lin H, Ding X, Kirk M, Liu H, Zhai H, Hill-Kayser CE, Lustig RA, Tochner Z, Both S, McDonough J (2014) Supine craniospinal irradiation using a proton pencil beam scanning technique without match line changes for field junctions. Int J Radiat Oncol Biol Phys 90(1):71–78.
4. https://www.clinicaltrials.gov/ct2/show/NCT00085735.
5. Paulino AC, Lobo M, Teh BS, Okcu MF, South M, Butler EB, Su J, Chintagumpala M (2010) Ototoxicity after intensity-modulated radiation therapy and cisplatin-based chemotherapy in children with medulloblastoma. Int J Radiat Oncol Biol Phys 78(5):1445–1450.
6. Haas-Kogan D et al (2013) National Cancer Institute Workshop on proton therapy for children: considerations regarding brainstem injury. IJROBP 101(1):153–168.

推荐阅读

1. ACN atlas. https://www.qarc.org/cog/ACNS0331Atlas.pdf.
2. Brown AP et al (2013) Proton beam craniospinal irradiation reduces acute toxicity for adults with medulloblastoma. Int J Radiat Oncol Biol Phys 86(2):277–284.
3. Franceschi E, Hofer S, Brandes AA et al (2019) EANO-EURACAN clinical practice guideline for diagnosis, treatment, and follow-up of post-pubertal and adult patients with medulloblastoma. Lancet Oncol 20(12):e715–e728.
4. Merchant TE et al (2008) Multi-institution prospective trial of reduced-dose craniospinal irradiation (23.4 Gy) followed by conformal posterior fossa (36 Gy) and primary site irradiation (55.8 Gy) and dose-intensive chemotherapy for average-risk medulloblastoma. IJROBP 70(3):782–787.
5. Michalski JM et al (2016) Results of COG ACNS0331: a phase III trial of involved-field radio-therapy (IFRT) and low dose craniospinal irradiation (LD-CSI) with chemotherapy in average-risk medulloblastoma: a report from the Children's Oncology Group. IJROBP 96(5):937–938.

第 19 章

颅内生殖细胞肿瘤

Lia M. Halasz, Simon S. Lo

19.1 模拟定位和靶区勾画的基本原则 (表 19.1,图 19.1 和图 19.2)

- 生殖细胞瘤占所有生殖细胞肿瘤的 60%~70%。
- 生殖细胞源性的非生殖细胞瘤(NGGCT)常为混合瘤,可由卵黄囊瘤、胚胎癌和(或)绒毛膜癌组成,包括生殖细胞瘤或畸胎瘤或两者兼有。

表 19.1 靶区勾画建议

全脑室 CTV	CTV 增量区和全脑室,在 CT 及 MRI T2 图像上进行勾画,包括侧脑室、第三脑室和第四脑室、鞍上池和松果体池。对于大的鞍区肿瘤或内镜下行第三脑室造瘘术,要包括脑桥前池[1]
全脑室 PTV	CTV+0.3~0.5cm,取决于患者体位的舒适度、面罩适配度和图像引导技术(前后位/侧位成像或锥形束 CT)
全脑全脊髓 CTV	整个脑脊液间隙都有播散危险。颅内容物包括筛板、眶上裂、Meckel 腔、圆孔、卵圆孔、内耳道、颈静脉孔和舌下神经管。关于是否包括视神经的全部或后部存在争议。对于椎管,要求包括椎间孔。骶神经根不包括在内。在 MRI T2 序列上显示硬膜囊下缘[2]
全脑全脊髓 PTV	CTV+0.5~0.7cm,取决于患者体位的舒适度、面罩适配度和图像引导技术(前后位/侧位成像或锥形束 CT)
GTV 增量区	对于 GTV 增量区,考虑术前和化疗前行薄层 T1 增强和 T2 MRI,包括 T1 增强、T2 MRI 和计划 CT 上的瘤床和残腔。如果 MRI 显示松果体区病变,而患者有尿崩症,可假设鞍上区有肿瘤,并将其纳入 GTV 增量区
CTV 增量区	GTV 增量区+0.5~1.0cm
PTV 增量区	CTV 增量区+0.3~0.5cm,取决于患者体位的舒适度、面罩适配度和图像引导技术(前后位/侧位成像或锥形束 CT)

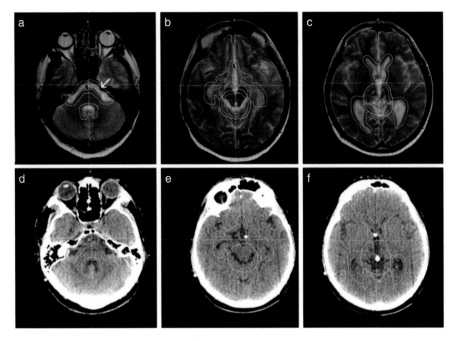

图 19.1　生殖细胞瘤患者化疗疗效达 CR 后的靶区勾画。全脑室放疗靶区的勾画以术后 T2 MRI
(a~c)和平扫 CT(d~f)为基础。CTV 全脑室,蓝色;PTV 全脑室,绿色;化疗前肿瘤范围,红色。白色
箭头所示为脑桥前池。

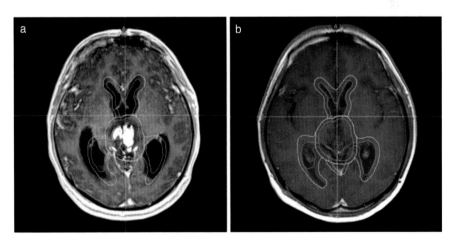

图 19.2　根据化疗前(a)和化疗后(b)钆增强 MRI T1 图像确定同一患者的增量区。化疗前 GTV,
红色;CTV 增量区域(GTV+0.5~1.0cm),橙色;CTV 全脑室,蓝色;PTV 全脑室,绿色。

- 通常发生于松果体或鞍上区，常需要检测两个部位，以防多部位受累。
- 术前或术后 10~14 天进行脊柱 MRI 分期检查，对于确定患者是否有播散性疾病至关重要。
- 对急性脑积水患者进行腰椎 CSF 取样，对于确定患者是否有播散性疾病至关重要。
- 血清和脑脊液甲胎蛋白(AFP)和人绒毛膜促性腺激素(HCG)检测必不可少。虽然 HCG 可以在合胞体滋养层巨细胞生殖细胞瘤或 HCG 分泌性生殖细胞瘤中升高，但当患者 HCG 明显升高时，应将其视为混合生殖细胞瘤进行治疗。当血清或脑脊液浓度升高时，应强烈怀疑 NGGCT。
- 薄层颅脑 MRI，以及钆增强前后 T1 图像用于增量区的靶区勾画。薄层 T2 和 CT 用于脑室勾画。行全脑全脊髓照射(CSI)时，可使用脊柱 T2 MRI，以确定靶区下界。术前和术后 MRI 融合有助于勾画靶区。对于 CSI，CT 模拟定位时用热塑性面罩固定体部，扫描层厚为 1~2mm。
  - 可取仰卧位(对患者来说更舒适，定位更稳定)或俯卧位(如果使用传统 CSI 技术，其优势是可以看到皮肤上脊柱射野连接处的配准线，但对患者来说不舒适)。
  - 颈部过度伸展可以使食管和喉得到最佳保护。

19.2 处方剂量

- M0 生殖细胞瘤[6,8]
  - 化疗 CR：全脑室剂量为 23.4~24Gy，1.5~1.8Gy/fx，增量至 36Gy。ACNS 1123 试验目前使用全脑室剂量至 18Gy，增量至 30Gy。
  - 化疗 PR：全脑室剂量为 23.4~24Gy，1.5~1.8Gy/fx，增量至 39.6~40Gy。ACNS 1123 试验目前采用全脑室剂量 24Gy，增量至 36Gy。
  - 无化疗：全脑室剂量为 23.4~24Gy，1.5~1.8Gy/fx，增量至 40~45Gy。
  - 备选方案包括多伦多大学的方法：CSI 为 25Gy/20fx，同步小野增量至 40Gy/20fx[3]。
- M+ 生殖细胞瘤
  - 化疗达 CR：椎管放疗剂量为 23.4~24Gy，1.5~1.8Gy/fx，PTV 增量至 30~36Gy；PR 者为 36~40Gy。
  - 无化疗：椎管放疗剂量为 23.4~30Gy，1.5~1.8Gy/fx，PTV 增量至 45~50.4Gy。如果脊髓弥漫播散，则脊髓放疗剂量为 30~36Gy。
- M0 和 M+ 非生殖细胞瘤
  - 化疗后进行 CSI，放疗剂量为 36Gy，1.8Gy/fx，PTV 增量至 54Gy。如果脊柱转移，则增量至 45Gy。

19.3　治疗计划(图 19.3 和图 19.4,表 19.2)

- 对于全脑室放疗,可采用 IMRT 或 PBT,以保护脑和双侧耳蜗。

  - 一般 PBT 的射野为右侧、左侧、后方或上方三野。

- 对于 CSI,可采用 VMAT、螺旋断层放疗或 PBT,以保护骨髓、心脏、肺、肾、肠。详见第 18 章。

- 对于未使用上述 CSI 技术的放疗中心,可以使用传统的全脑全脊髓配准野。推荐采用射野衔接处羽化的方法,以尽量减少剂量热点和冷点。建议将两个照射野之

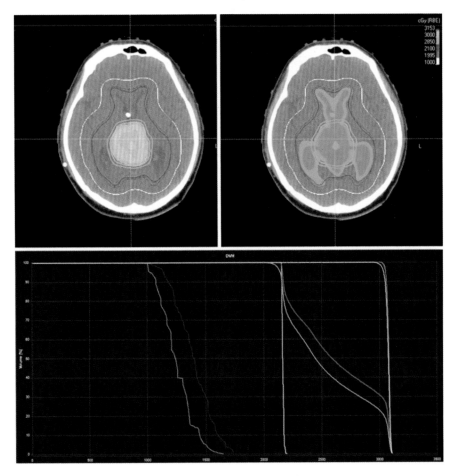

图 19.3　同一例患者的 PBT 计划,全脑室为 ^{21}Co 戈瑞当量(CGE),并增量到 30CGE。GTV,红色;CTV 增量,橙色;PTV 增量,黄色;CTV 全脑室,蓝色;PTV 全脑室,绿色。DVH 显示上述相应颜色的目标:耳蜗,桃色;视交叉,白色。

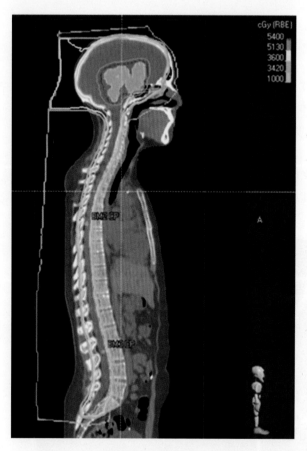

图 19.4   1 例非生殖细胞瘤患者采用梯度移动配准的 PBT 计划,将全脑全脊髓照射至 36CGE,局部增量至 54CGE。CTV 增量,橙色;PTV 增量,黄色。有关全脑全脊髓照射的详细信息可参见第 18 章。

表 19.2   危及器官剂量限值

危及器官	建议的剂量限值
视神经和视交叉	最大剂量<55Gy
眼睛	最大剂量<45Gy
晶状体	7~10Gy
耳蜗	最大剂量<35Gy(ALARA,根据处方剂量而定)[4]

间的间隙设置为 0~5mm,也应结合每个治疗中心的实际情况进行选择。对于每一个全脑野,配准上段脊髓野有时需要倾斜床角(以消除上段脊髓野的偏差),有时需要旋转准直器(以配准上段脊髓野的偏差)及倾斜机架(以消除对侧晶状体的散射)。

- 光子治疗计划:95%的处方剂量覆盖 95%的 PTV。质子计划:100%的处方剂量覆盖 100%的 CTV。

19.4　不良反应（表 19.3）

对于 CSI，建议患者每周记录体重和不同治疗时段的全血细胞计数。考虑每天使用昂丹司琼进行预防性止吐治疗。应用 VMAT、螺旋断层放疗、PBT 可使脊髓野前部结构的受照剂量降低，并降低上述并发症的风险。从剂量学上来看，质子治疗具有最好的脊髓保护能力。

表 19.3　不良反应

急性不良反应	脱发、乏力、头痛、恶心、腹泻、听力改变、骨髓抑制、脑水肿等引起的神经系统症状
长期不良反应	神经认知功能下降，垂体功能低下，甲状腺功能减退，听力下降，肺功能障碍
不常见和罕见风险	Lhermitte 综合征，性腺功能异常，脑或脑干损伤，继发性恶性肿瘤

（胡漫　杨彦琴　译）

参考文献

1. Children's Oncology Group whole ventricle contouring atlas. https://www.qarc.org/cog/ACNS1123_Atlas.pdf.
2. Ajithkumar T, Horan G, Padovani L, et al. SIOPE—brain tumor group consensus guideline on craniospinal target volume delineation for high-precision radiotherapy. Radiother Oncol. 2018;128(2):192–97 .
3. Foote M, Millar BA, Sahgal A, et al. Clinical outcomes of adult patients with primary intracranial germinomas treated with low-dose craniospinal radiotherapy and local boost. J Neurooncol. 2010;100(3):459–63 .
4. Paulino AC, Lobo M, Teh BS, Okcu MF, South M, Butler EB, Su J, Chintagumpala M. Ototoxicity after intensity-modulated radiation therapy and cisplatin-based chemotherapy in children with medulloblastoma. Int J Radiat Oncol Biol Phys. 2010;78(5):1445–50.
5. Calaminus G, Kortmann R, Worch J, et al. SIOP CNS GCT 96: final report of outcome of a prospective, multinational nonrandomized trial for children and adults with intracranial germinoma, comparing craniospinal irradiation alone with chemotherapy followed by focal primary site irradiation for patients with localized disease. Neuro Oncol. 2013;15(6):788–96.
6. Shikama N, Ogawa K, Tanaka S, et al. Lack of benefit of spinal irradiation in the primary treatment of intracranial germinoma: a multiinstitutional, retrospective review of 180 patients. Cancer. 2005;104(1):126–34.
7. Goldman S, Bouffet E, Fisher PG, et al. Phase II Trial Assessing the Ability of Neoadjuvant Chemotherapy With or Without Second-Look Surgery to Eliminate Measurable Disease for Nongerminomatous Germ Cell Tumors: A Children's Oncology Group Study. J Clin Oncol. 2015;33(22):2464–71.
8. Kretschmar C, Kleinberg L, Greenberg M, et al. Pre-radiation chemotherapy with response-based radiation therapy in children with central nervous system germ cell tumors: a report from the Children's Oncology Group. Pediatr Blood Cancer. 2007;48(3):285–91.

推荐阅读

1. PDQ Pediatric Treatment Editorial Board. Childhood Central Nervous System Germ Cell Tumors Treatment (PDQ®): Health Professional Version. 2020 Nov 24. In: PDQ Cancer Information Summaries [Internet]. Bethesda (MD): National Cancer Institute (US); 2002.
2. Murray MJ, Bartels U, Nishikawa R, et al. Consensus on the management of intracranial germ-cell tumours. Lancet Oncol. 2015;16(9):e470–e477.

第 20 章

脑转移瘤：单纯放射治疗、术后放射治疗和放射外科

Scott. Soltys, Erqi Pollom, Iris C. Gibbs

20.1 模拟定位和靶区勾画的基本原则(表 20.1)

- 对于无框架系统定位,患者取仰卧位,并用立体定向头架热塑性面罩固定进行 CT 模拟。
- 对于 CT 模拟定位,静脉注射对比剂有助于 MRI 图像融合和靶区勾画。

表 20.1 靶区勾画建议

结构	定义和描述
靶区(未切除肿瘤)	
GTV	每层钆增强 T1 MRI 显示的肿瘤范围,经增强 CT 证实
CTV	通常为 0mm
PTV	通常为 0mm;也可考虑 1mm。不建议外扩超过 1mm[2]
靶区(术后残腔)	
GTV	每层钆增强 T1 加权 MRI 显示的残留肿瘤范围,经增强 CT 证实
	术前 MRI 显示受累的硬脑膜、大脑镰和小脑幕
	每层术后 MRI 显示的手术残腔,包括术前 MRI 显示肿瘤侵犯的手术路径范围
	可以考虑包括通往手术残腔的整个手术通路[3](在我们中心一般不包括通路或硬脑膜外扩[4])
CTV	根据回顾性数据[5],通常外扩 1~2mm,在解剖边界修改,如硬脑膜、大脑镰和小脑幕
PTV	通常为 0mm;也可以考虑 1mm

- 对于基于框架的系统定位，行 MRI 扫描时，使用固定在颅骨的坐标头架和立体定位框。
- MRI 序列包括薄层扫描(0.5~1mm)、连续钆增强 T1 加权 MRI 序列。参见 MRI 扫描共识建议[1]。
  - MRI 应在 CT 模拟的同一天或间隔尽可能短的时间内进行，特别是术后存在大脑移位的可能。我们中心的标准是如果间隔时间超过 7 天，应重新进行 MRI 扫描。
  - 如果行术后残腔 SRS，为了确保位置准确和靶区包括术前受累的脑膜，对于许多病例，需要融合切除前 MRI。
  - 对于术后残腔 SRS，围术期梗死导致的强化灶不需要被纳入靶区；术后即刻 DWI 序列可以显示是否存在腔周梗死灶，其在 SRS 后数周仍有增强，不应与增强的残留肿瘤相混淆。

20.2　SRS 计划考虑因素(表 20.2 至表 20.4，图 20.1 和图 20.2)

- SRS 剂量通常规定为覆盖 97%~100% 的 PTV。
- 选择处方等剂量线(IDL)通常是为了剂量梯度最大化。最佳等剂量线的设定与靶区和设备相关。对于基于头架固定的 ⁶⁰Co 设备，通常选择 40%~60% 的等剂量线；对于基于直线加速器的设备，通常选择 65%~85% 的等剂量线。

20.3　全脑放疗

- 对部分脑转移瘤患者可以考虑行全脑放疗(WBRT)。
- 最近前瞻性试验支持前期应用 SRS 并推迟 WBRT。
  - Aoyama(2006)[12]：对于未行手术的脑转移瘤，与单纯 SRS 相比，WBRT+SRS 改善了局部控制和颅内远处控制，但对总生存率(主要终点)或神经系统疾病死亡率没有改善。
  - Chang(2009)[13]：对于未行手术的脑转移瘤，与单纯 SRS 相比，WBRT+SRS 的颅内控制更好，但神经认知功能(主要终点)和总生存率更差。
  - Kochier(2011)[14]：对于未行手术的脑转移瘤，WBRT 联合手术或 SRS 的颅内控制更好、神经系统疾病死亡率更低，但功能独立性持续时间(主要终点)和总生存率并未提高，且患者的生活质量更差。
  - Yamamoto(2014)[15]：对于未行手术的脑转移瘤，单纯行 SRS(不联合 WBRT)，5~10 个转移瘤患者的总生存率与 2~4 个转移瘤的患者相当。

表 20.2　未行手术转移瘤的 SRS 剂量建议

RTOG 90–05[6]关于未行手术转移瘤的 SRS 剂量

肿瘤最大直径	等效球体积	SRS 剂量	
单次 SRS			
0.1~2.0cm	0~4.2cm³	20~24Gy×1fx	
2.1~3.0cm	4.3~14.1cm³	18Gy×1fx	
3.1~4.0cm	14.2~33.5cm³	15Gy×1fx	
多次 SRS[a]			
2.5~4.0cm	8.2~33.5cm³	8~9Gy×3fx=24~27Gy	

NCCTG N107C[7]关于手术残腔 SRS 剂量

近似等效球直径	PTV 体积	SRS 剂量	残腔>2.5cm,考虑行多分割 SRS
0.1~2.0cm	0.1~4.1cm³	20Gy×1fx	
2.1~2.4cm	4.2~7.9cm³	18Gy×1fx	
2.5~3.0cm	8.0~14.3cm³	17Gy×1fx	9Gy×3fx=27Gy
3.1~3.4cm	14.4~19.9cm³	15Gy×1fx	8Gy×3fx=24Gy
3.5~3.8cm	20.0~29.9cm³	14Gy×1fx	8Gy×3fx=24Gy
3.9~5.0cm	>30.0cm³ 且最大径<5cm	12Gy×1fx	6Gy×5fx=30Gy

[a] 如转移瘤邻近重要结构或最大径>2.5cm,考虑行多分割 SRS。

表 20.3　SRS 计划指数和参数

SRS 计划评价参数	公式	典型值/注释
靶区覆盖	处方等剂量体积覆盖的肿瘤体积 (TV$_{PIV}$)/靶体积(TV)	97%~100%
适形指数(RTOG)[9]	处方等剂量体积(PIV)/靶体积(TV)	通常为 1.05~1.5[a]
适形指数(Paddick)[10]	处方等剂量体积覆盖的肿瘤体积 (TV$_{PIV}$)²/靶体积(TV)[a] 处方等剂量体积(PIV)	按照治疗体积计算 PTV 的超量或不足,以及靶区潜在的边缘或内部的剂量不足
均匀性指数	最大剂量/处方剂量	1.25（如果处方在 80% IDL)至 2.00（如果处方在 50% IDL)
梯度指数[11]	半处方等剂量的体积/处方等剂量体积。例如,处方剂量在 50%等剂量线,计算 25%等剂量线体积/50%等剂量线体积	最好<3.0

[a] 注意:TROG 90–05 允许适形指数最高达 2.0;对于椭圆形脑转移瘤,应用现代计划技术可以实现更低的数值。

表20.4 正常组织剂量限值建议

危及器官	建议的剂量限值
视神经/视交叉[20-23]	10Gy/fx
	17.4Gy/3fx(TG 101[23])
	20Gy/3fx(斯坦福中心数据[20]和 HyTEC[22])
脑干[24,25]	12.5Gy(QUANTEC)
	根据预后情况,对脑干转移瘤可以考虑给予更高的剂量(至少16~ 20Gy/fx)
	考虑增加到 21Gy/3fx(笔者单位的限值)
脑实质[26]	接受 12Gy 的体积<5cm³(QUANTEC)

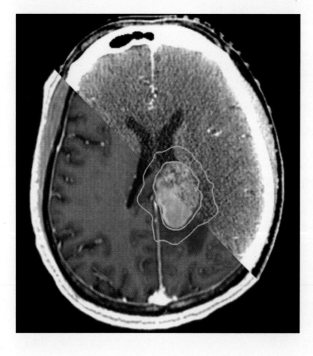

图 20.1 巨大脑转移瘤的 SRS 计划。钆增强 T1W MRI(左下)和增强 CT(右上)融合勾画转移瘤(红色区域所示),绿色线为72%等剂量线,青色线为36%等剂量线。靶区最大直径为3.8cm(体积为17.8cm³),通常给予15Gy/fx[6]或27Gy/3fx[8]。SRS 指数:适形指数为 1.1,均匀性指数为 1.4,梯度指数为 3.0。

  – Brown(2016)[16]:对于未行手术的脑转移瘤,与单纯 SRS 相比,WBRT+SRS 的颅内控制更好,但总生存率没有改善,且神经认知功能(主要终点)更差。
  – Brown(2017)[7]:对于切除的脑转移瘤,与术后手术残腔 SRS 相比,术后 WBRT 的颅内控制更好,但总生存率没有改善,神经认知功能(主要终点)更差。
• 对于接受 WBRT 治疗的患者,前瞻性数据支持药物或手术治疗以改善神经认知功能。
  – Brown(2013)[17]:对于接受 WBRT 治疗的患者,添加 NMDA 受体拮抗剂美金刚

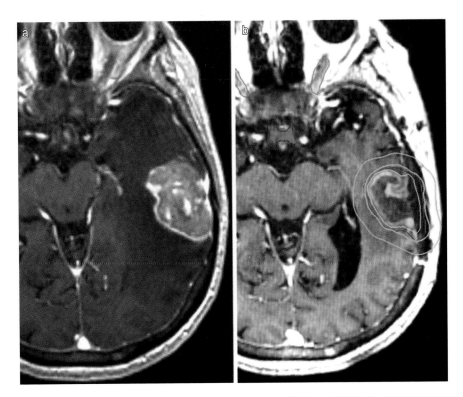

图 20.2　手术残腔 SRS 计划。术前 MRI(a)、术后 MRI(b)和模拟 CT 图像融合。术前显示硬脑膜受累，因此将其纳入术后的 GTV 内(橙色区域所示)。CTV 边界为 2mm(红色区域所示)。在这个病例中，CTV 外扩到骨组织；然而，CTV 可以在肿瘤扩展的边界(即大脑镰、小脑幕、颅骨)修改。现有的勾画建议[3]——笔者单位倾向于不纳入外科路径或在未侵犯的硬脑膜上外扩。PTV 边界为 0mm。GTV 和 PTV 体积分别为 10.9cm³ 和 17.4cm³。76%等剂量线上的处方剂量为 15Gy/fx(根据 N107C)。SRS 指数：适形指数为 1.1，均匀性指数为 1.3，梯度指数为 2.9。

　　并未显著改善主要研究终点，无统计学意义，但神经认知功能测试显示其对功能下降有改善作用。许多人认为这是一个有价值的发现，但试验效力不足，因为只有 149 例(29%)患者是可评价的，而预期的患者数量为 442 例(80%)。

- Gondi(2014)[18]：单臂、假设生成试验发现，与没有避开海马的 WBRT 的历史试验数据相比，避开海马的 WBRT 可以改善神经认知功能下降。
- Brown NRG CC001[19]：随机试验对比了 WBRT+美金刚与避开海马的 WBRT(HA-WBRT)+美金刚。经 HA-WBRT 治疗后，患者更好地保留了认知功能，且患者报告的症状得到改善。

(张建光　赵继国　译)

参考文献

1. Ellingson BM, Bendszus M, Boxerman J, Barboriak D, Erickson BJ, Smits M et al (2015) Consensus recommendations for a standardized brain tumor imaging protocol in clinical trials. Neuro-Oncology 17(9):1188–1198.
2. Kirkpatrick JP, Wang Z, Sampson JH, McSherry F, Herndon JE 2nd, Allen KJ et al (2015) Defining the optimal planning target volume in image-guided stereotactic radiosurgery of brain metastases: results of a randomized trial. Int J Radiat Oncol Biol Phys 91(1):100–108.
3. Soliman H, Ruschin M, Angelov L, Brown PD, Chiang VLS, Kirkpatrick JP et al (2018) Consensus contouring guidelines for postoperative completely resected cavity stereotactic radiosurgery for brain metastases. Int J Radiat Oncol Biol Phys 100(2):436–442.
4. Shi S, Sandhu N, Jin M, Wang E, Liu E, Jaoude JA et al (2020) Stereotactic radiosurgery for resected brain metastases—does the surgical corridor need to be targeted? Pract Radiat Oncol 10:e363–e371.
5. Choi CY, Chang SD, Gibbs IC, Adler JR, Harsh GR, Lieberson RE et al (2012) Stereotactic radiosurgery of the postoperative resection cavity for brain metastases: prospective evaluation of target margin on tumor control. Int J Radiat Oncol Biol Phys 84(2):336–342.
6. Shaw E, Scott C, Souhami L, Dinapoli R, Kline R, Loeffler J et al (2000) Single dose radiosurgical treatment of recurrent previously irradiated primary brain tumors and brain metastases: final report of RTOG protocol 90-05. Int J Radiat Oncol Biol Phys 47(2):291–298.
7. Brown PD, Ballman KV, Cerhan JH, Anderson SK, Carrero XW, Whitton AC et al (2017) Postoperative stereotactic radiosurgery compared with whole brain radiotherapy for resected metastatic brain disease (NCCTG N107C/CEC.3): a multicentre, randomised, controlled, phase 3 trial. Lancet Oncol 18(8):1049–1060.
8. Minniti G, Scaringi C, Paolini S, Lanzetta G, Romano A, Cicone F et al (2016) Single-fraction versus multifraction (3 x 9 Gy) stereotactic radiosurgery for large (>2 cm) brain metastases: a comparative analysis of local control and risk of radiation-induced brain necrosis. Int J Radiat Oncol Biol Phys 95(4):1142–1148.
9. Shaw E, Kline R, Gillin M, Souhami L, Hirschfeld A, Dinapoli R et al (1993) Radiation therapy oncology group: radiosurgery quality assurance guidelines. Int J Radiat Oncol Biol Phys 27(5):1231–1239.
10. Paddick I (2000) A simple scoring ratio to index the conformity of radiosurgical treatment plans. Technical note. J Neurosurg 93(Suppl 3):219–222.
11. Paddick I, Lippitz B (2006) A simple dose gradient measurement tool to complement the conformity index. J Neurosurg 105(Suppl):194–201.
12. Aoyama H, Shirato H, Tago M, Nakagawa K, Toyoda T, Hatano K et al (2006) Stereotactic radiosurgery plus whole-brain radiation therapy vs stereotactic radiosurgery alone for treatment of brain metastases: a randomized controlled trial. JAMA 295(21):2483–2491.

第 21 章

脑转移瘤：全脑放射治疗

C. Jane Cho，Simon S. Lo，Lia M. Halasz

21.1 模拟定位和靶区勾画的基本原则

- 简单或 3D 适形 WBRT 计划模拟定位（表 21.1）
  - 患者取仰卧位，垫头枕。
  - CT 模拟：从颅顶到胸椎上方，层厚 2.5mm，平扫，使用热塑性面罩固定。
- 保护海马的 IMRT 计划的模拟定位（表 21.2 和表 21.3）
  - CT 模拟层厚最好为 1.25~1.5mm。
  - 颅脑薄层 MRI（横断位增强 T1 加权 MRI、T2 加权 MRI，以及横断位和冠状位 FLAIR）与计划 CT 融合。
- 对于有症状的患者，可考虑行药物治疗。
  - 使用皮质类固醇（地塞米松）治疗严重的脑水肿，使用抗癫痫药物治疗癫痫发作。
  - 渗透血脑屏障的药物。
- 根据 RTOG 0614 试验[1]，考虑使用美金刚进行预防性治疗，以保护短期记忆/神经认知功能。

表 21.1 WBRT 照射野边界建议

绝大多数 WBRT 采用水平对穿野	转动机架和(或)MLC，保护双侧的晶状体 上界、前界和后界：1~2cm 边界 下界：筛板、中颅窝底和 C1 椎体下终板外扩 0.5~1cm （图 21.1）
小细胞肺癌和白血病 WBRT	同上，将下界延伸到 C2 椎体的下终板

表 21.2　WBRT IMRT 靶区勾画建议

CTV	使用骨窗勾画整个大脑
	如果照射整个脑脊液间隙,应确保包括整个额叶、颞叶、垂体窝、筛板[2]
PTV	CTV+0~0.5cm,取决于患者体位的舒适度、面罩适配度、图像引导技术(前后位/侧位图像或锥形束 CT)
	PTV=CTV 避开海马区域,根据 RTOG 0933 试验[3]

表 21.3　IMRT 计划需要保护的正常组织

海马[3-5]	尾后范围:沿颞角内侧边缘,颞角新月形底部
	前界:颞角/杏仁核钩回隐窝
	上界:T1 低信号结构不再与侧脑室房相连的部位
	内侧界:T1 低信号边缘直至环池/钩
	后颅窝:T1 低信号的海马尾(前内侧至侧脑室房)
	避开的海马区域:一般在勾画的海马 3D 方向上外扩 5mm(图 21.2)
泪腺[6-8]	外直肌上方、上直肌外侧、在眶上外侧部的眶隔前间隙内
腮腺[9-10]	前界:咬肌、下颌骨后缘、翼内肌和翼外肌
	后界:胸锁乳突肌前缘、二腹肌后腹外侧
	外侧:皮下脂肪、颈阔肌
	内侧:二腹肌后腹、茎突、咽旁间隙
头皮	外轮廓外 3~5mm

- 第 1 周,早晨 5mg。
- 第 2 周,傍晚增加 5mg。
- 第 3 周,早晨增加到 10mg。
- 第 4~24 周,早晨 10mg,晚上 10mg。
- 如果肌酐清除率<30mL/min,剂量降至 5mg,每天 2 次。
- 如果肌酐清除率<5mL/min,则维持剂量,每周进行实验室检查。

21.2　处方剂量

- 最常用的处方剂量为 20Gy/5fx 或 30Gy/10fx(37.5Gy/15fx 的治疗效果并不优于 30Gy/10fx,毒性反应更严重[11])。
- 小细胞肺癌的预防性治疗:25Gy/10fx。

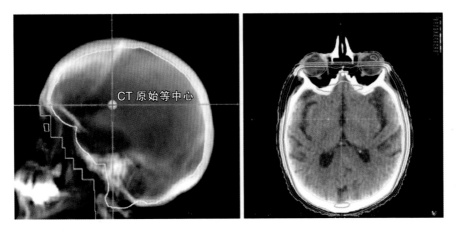

图 21.1　常规 WBRT 照射野(水平对穿野)。

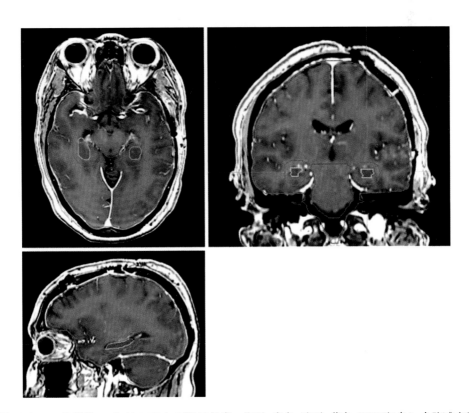

图 21.2　3D 钆增强 T1 加权 MRI 勾画海马轮廓。海马,青色;脑干,紫色;PTV(红色)=全脑减去需要避开的海马区域。

21.3 治疗计划

- 治疗计划要求 95% 的 PTV 的覆盖剂量达到 100% 的处方剂量。
  - 海马保护技术(图 21.3):根据 NRG CC001 试验[3],全脑 PTV D2%≤37.5Gy, D98%≥25Gy,V30Gy≥95%。
- IMRT 计划的 OAR 包括视觉器官(晶状体、眼球、视网膜、视神经和视交叉)、泪腺、耳蜗、外耳道/中耳道、海马、脑干、垂体和头皮(表 21.4)。

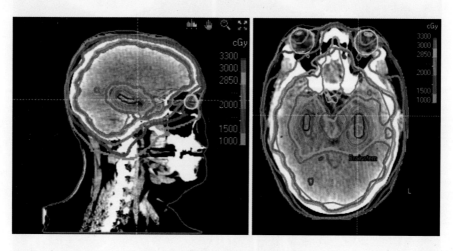

图 21.3 保护海马的 VMAT 计划。

表 21.4 常规分割 3D–CRT 或 IMRT 计划危及器官剂量限值建议

危及器官	照射 30Gy/10fx,建议的剂量限值
海马(如果保护海马)	D100%≤9Gy[3]
	最大剂量≤16Gy[3]
视神经和视交叉	最大剂量(0.03mL)≤30[3]~33Gy
腮腺	V20Gy<47%[9](不影响靶区覆盖的情况下)
头皮	平均<18Gy[12]

21.4 不良反应

不良反应见表 21.5。

表 21.5 不良反应

急性不良反应	疲劳、头痛、恶心、脱发、神经系统症状的短暂恶化、癫痫发作、中耳炎、眼睛干涩或刺激
长期不良反应	神经认知衰退(记忆力减退和多任务处理困难)、垂体功能减退、干眼症、口干、罕见的视力/听力障碍或放射性脑损伤

(张建光 译)

参考文献

1. Brown PD et al (2013) Memantine for the prevention of cognitive dysfunction in patients receiving whole-brain radiotherapy: a randomized, double-blind, placebo-controlled trial. Neuro-oncology 15(10):1429–1437.
2. Ajithkumar T et al (2018) SIOPE–brain tumor group consensus guideline on craniospinal target volume delineation for high-precision radiotherapy. Radiother Oncol 128(2):192–197.
3. Brown PD, Gondi V, Pugh S et al (2020) Hippocampal avoidance during whole-brain radiotherapy plus Memantine for patients with brain metastases: phase III trial NRG oncology CC001. J Clin Oncol 38(10):1019–1029. https://doi.org/10.1200/JCO.19.02767.
4. Gondi W et al. Hippocampal contouring: a contouring atlas for RTOG 0933. RTOG Foundation. https://www.rtog.org/LinkClick.aspx?fileticket=59vaU8vfgQc%3d&tabid=338.
5. Gondi V et al (2019) NRG Oncology CC001: a phase III trial of hippocampal avoidance (HA) in addition to whole-brain radiotherapy (WBRT) plus memantine to preserve neurocognitive function (NCF) in patients with brain metastases (BM). J Clin Oncol 37:2009.
6. Scoccianti S et al (2015) Organs at risk in the brain and their dose-constraints in adults and in children: a radiation oncologist's guide for delineation in everyday practice. Radiother Oncol 114(2):230–238.
7. Brouwer CL et al (2015) CT-based delineation of organs at risk in the head and neck region: DAHANCA, EORTC, GORTEC, HKNPCSG, NCIC CTG, NCRI, NRG oncology and TROG consensus guidelines. Radiother Oncol 117(1):83–90.
8. Wang K et al (2019) Prospective assessment of patient-reported dry eye syndrome after whole brain radiation. Int J Radiat Oncol Biol Phys 105(4):765–772.
9. Wang K et al (2019) Assessment of risk of xerostomia after whole-brain radiation therapy and association with parotid dose. JAMA Oncol 5(2):221–228.
10. van de Water TA et al (2009) Delineation guidelines for organs at risk involved in radiation-induced salivary dysfunction and xerostomia. Radiother Oncol 93(3):545–552.
11. Trifiletti DM et al (2020) Optimizing whole brain radiation therapy dose and fractionation: results from a prospective phase 3 trial (NCCTG N107C [Alliance]/CEC.3). Int J Radiat Oncol Biol Phys 106(2):255–260.
12. Kao J et al (2015) Tumor directed, scalp sparing intensity modulated whole brain radiotherapy for brain metastases. Technol Cancer Res Treatm 14(5):547–555.

第 **22** 章

原发性脊髓肿瘤

Sten Myrehaug, Hany Soliman, Chia-Lin Tseng, Jay Detsky, Zain Husain, Arjun Sahgal

22.1 星形细胞瘤

22.1.1 基本原则

- 约占成人原发性脊髓肿瘤的 1/3,在青少年和儿童人群中更常见。
- 最大限度地安全切除肿瘤是主要治疗方法。
- 辅助治疗取决于手术切除程度、患者功能状态、年龄、WHO 分级和分子亚型。
- 治疗前,需要获取全脑全脊髓图像。钆增强前后行 MRI 扫描。通常,肿瘤呈 T1 低信号/T2 高信号,注射钆剂后会有不同程度的增强(表 22.1 和图 22.1)。
- 对 1 级(毛细胞型星形细胞瘤)和 2 级星形细胞瘤行完全切除后可以观察。对 2 级星级细胞瘤行次全切除术后考虑行辅助治疗。
- 对于 3/4 级星形细胞瘤,术后应行辅助治疗。

表 22.1 靶区勾画建议

靶区	定义和描述
GTV	术后 T2W/FLAIR MRI 和钆增强 T1 加权 MRI 显示的肿瘤范围和手术残腔。术前 MRI 有助于确定残留病灶和手术残腔
CTV	GTV+1~1.5cm,按照椎管的解剖学边界修改。GTV 以外的肿瘤相关残腔可不覆盖
PTV	CTV+0.3~0.5cm,取决于患者的体位、固定装置和图像引导技术

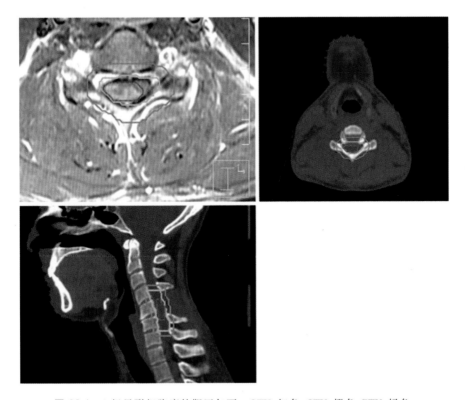

图 22.1 2 级星形细胞瘤的靶区勾画。GTV, 红色; CTV, 橙色; PTV, 绿色。

22.1.2 处方剂量

- 1 级和 2 级肿瘤: 45~50.4Gy, 1.8Gy/fx。
- 3 级和 4 级肿瘤: 54Gy, 1.8Gy/fx。
- 图 22.2 为患者的 DVH。

22.2 室管膜瘤

22.2.1 基本原则

- 最常见的儿童脊髓肿瘤。
- 分为 1 级(室管膜下瘤或黏液乳头型室管膜瘤)、2 级(室管膜瘤)或 3 级(间变型室管膜瘤)。

- 行钆增强 MRI，对全脑全脊髓进行评估。黏液乳头型室管膜瘤在 T1 加权 MRI 图像上呈高信号，而非黏液乳头型室管膜瘤在 T1 加权 MRI 图像上通常呈低信号/等信号。通常注射钆剂后呈均匀增强（表 22.2 和图 22.3）。
- 如有肿瘤种植转移的证据，则不适合局部治疗，患者应接受全脑全脊髓照射。

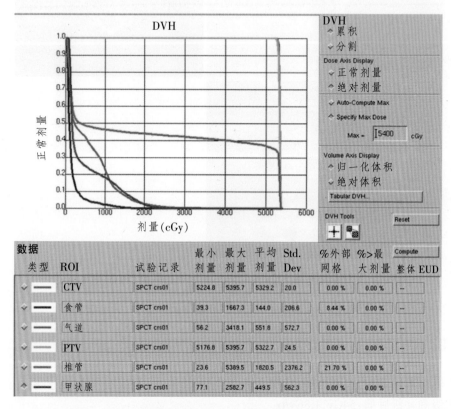

图 22.2　2 级星形细胞瘤治疗（54Gy/30fx）的 DVH。

表 22.2　靶区勾画建议

靶区	定义和描述
GTV	术后 T2W/FLAIR 和钆增强 T1 加权 MRI 显示的肿瘤范围和手术残腔。术前 MRI 有助于确定残留病灶和手术残腔
CTV（局部）	GTV+1~1.5cm，按照椎管的解剖学边界修改。GTV 以外的肿瘤相关残腔可不覆盖。过去其被定义为靶区上下两个椎体
CTV（全脑全脊髓）	全脑全脊髓
PTV	CTV+0.3~0.5cm，取决于患者的体位、固定装置和图像引导技术

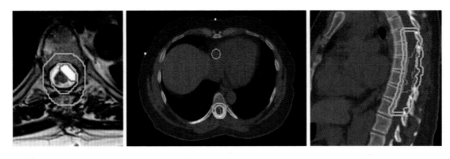

图 22.3　胸髓室管膜瘤(WHO 2 级)的靶区勾画。GTV,红色;CTV,橙色;PTV,绿色。

- 最大限度地安全切除肿瘤是主要治疗方法。
- 对 1/2 级肿瘤行完全切除后可以观察。
- 对 2 级室管膜瘤和所有 3 级间变型室管膜瘤行次全切除术后,均应考虑行术后放疗。

22.2.2　处方剂量

- 局部:50.4~54Gy,1.8Gy/d。
- 全脑全脊髓:36Gy,1.8Gy/d,然后肿瘤局部加量 18Gy,1.8Gy/d(总剂量为 54Gy)。
- 图 22.4 为患者的 DVH。

22.3　血管网状细胞瘤

22.3.1　基本原则

- 第 3 种最常见的脊髓内肿瘤。
- 好发于颈髓和腰髓。
- 与 Hipple-Lindou 综合征(VHL)有关。因此,通过脑部 MRI、胸部/腹部/骨盆 CT 和神经眼科评估对患者进行筛查。
- T1 加权 MRI 通常呈低信号至等信号,T2 加权 MRI 呈等信号至高信号。注射钆剂后信号增强。通常为散在结节;应评估整个神经轴,以排除其他部位的病变(表 22.3,图 22.4 和图 22.5)。
- 管理策略包括监测、手术切除、放疗或 SRS。

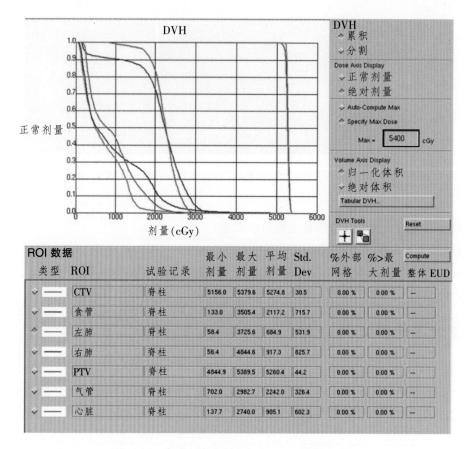

图 22.4　胸髓室管膜瘤患者(54Gy/30fx)的 DVH。

表 22.3　靶区勾画建议

靶区	定义和描述
GTV	钆增强 T1 MRI 确定肿瘤范围
CTV(常规)	GTV+0~1.5cm，按照椎管的解剖学边界修改。骶髓要覆盖整个马尾
CTV(放射外科)	无 CTV
PTV(常规)	CTV+0.3~0.5cm，取决于患者的体位、固定装置和图像引导技术
PTV(放射外科)	GTV+0.1~0.2cm，取决于患者的体位、固定装置和图像引导技术

22.3.2　处方剂量

- 常规放疗：50.4~54Gy，1.8Gy/d。

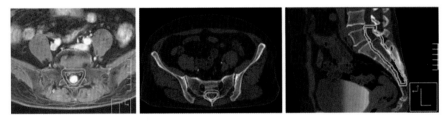

图 22.5 骶髓血管网状细胞瘤的靶区勾画。GTV,红色;CTV,橙色;PTV,绿色。

- 放射外科治疗:16~24Gy/1~3fx。
- 图 22.6 为患者的 DVH。

22.4 脊髓放射外科模拟定位和靶区勾画的基本原则

- CT 模拟定位,使用热塑性面罩(颈髓和胸上段脊髓)或特制的固定装置(胸下段脊

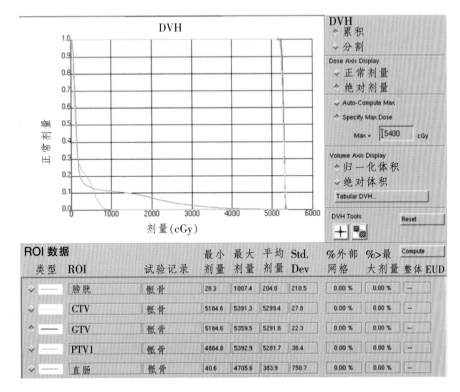

图 22.6 骶髓血管网状细胞瘤治疗 54Gy/30fx 的 DVH。

髓、腰髓和骶髓)。

- 一般情况下,模拟定位时患者取仰卧位,俯卧位也是可行的。
- 应用术前和术后薄层 T2 加权/FLAIR 和钆增强 MRI 勾画靶区。
- 如果存在 MRI 检查禁忌证,可以采用平扫和增强 CT。
- 治疗计划要求 95%的处方剂量覆盖 95%的 PTV,同时满足 OAR 的剂量限值。
- VMAT/IMRT、PBT 或螺旋断层放疗可以减少前方 OAR 剂量。射野衔接羽化可以降低重叠的风险。
- 剂量限值见表 22.4,不良反应见表 22.5。

表 22.4 正常组织剂量限值建议

危及器官	建议的剂量限值
脊髓	最大剂量为 54Gy SRS:12.4~14Gy/fx;17Gy/2fx;20.3Gy/3fx[1]
食管	合理可行的最低剂量。考虑平均<34Gy,V50<40%,V35<50%[2]
气管	合理可行的最低剂量
肺	合理可行的最低剂量。考虑 V20<30%,平均<13Gy[3]
肠道	合理可行的最低剂量。考虑 V45<195mL[4]

表 22.5 不良反应

急性不良反应	脱发、疲劳、头痛、恶心/呕吐、咳嗽、吞咽疼痛、腹部不适、排尿困难、血液学毒性(取决于治疗部位)
长期不良反应	认知功能减退和垂体功能减退(全脑全脊髓照射时),照射骶髓后育龄女性可能出现不孕
不常见或罕见风险	脊髓病,持续性骨髓抑制,继发性恶性肿瘤

(张建光 译)

参考文献

1. Sahgal A, Chang JH, Ma L, Marks LB, Milano MT, Medin P, Niemierko A, Soltys SG, Tomé WA, Wong CS, Yorke E, Grimm J, Jackson A. Spinal cord dose tolerance to stereotactic body radiation therapy. Int J Radiat Oncol Biol Phys. 2019. pii: S0360-3016(19)33862-3.
2. Werner-Wasik M, Yorke E, Deasy J, Nam J, Marks LB (2010) Radiation dose-volume effects in the esophagus. Int J Radiat Oncol Biol Phys 76(3 Suppl):S86–S93. https://doi.org/10.1016/j.ijrobp.2009.05.070.

3. Marks LB, Bentzen SM, Deasy JO, Kong FM, Bradley JD, Vogelius IS, El Naqa I, Hubbs JL, Lebesque JV, Timmerman RD, Martel MK, Jackson A (2010) Radiation dose-volume effects in the lung. Int J Radiat Oncol Biol Phys 76(3 Suppl):S70–S76. https://doi.org/10.1016/j. ijrobp.2009.06.091.
4. Kavanagh BD, Pan CC, Dawson LA, Das SK, Li XA, Ten Haken RK, Miften M (2010) Radiation dose-volume effects in the stomach and small bowel. Int J Radiat Oncol Biol Phys 76(3 Suppl):S101–S107. https://doi.org/10.1016/j.ijrobp.2009.05.071.

推荐阅读

1. Kotecha R et al (2019) Updates in the management of intradural spinal cord tumors: a radiation oncology focus. Neuro-Oncology 21(6):707–718.
2. Marks LB et al (2010) The use of normal tissue complication probability (NTCP) models in the clinic. Int J Radiat Oncol Biol Phys 76(3):S10–S19.

第 **23** 章

脊柱转移瘤

Ting Martin Ma，Kristin J. Redmond

23.1 治疗计划和靶区勾画的基本原则

- 如果没有脊髓压迫和(或)机械性不稳定,根据患者的病灶数量、一般状态和预期寿命,可应用 SBRT 或 EBRT。
- 如果存在脊髓压迫,随机数据显示,应首选手术解除压迫联合术后放疗,因为与单纯放疗相比, 其增加了患者站立行走的天数。对于非手术治疗患者, 可选择 EBRT(如 30Gy/10fx),或者在某些情况下(如再程照射)选择 SBRT。
- 对于存在机械性不稳定的患者,外科固定或骨水泥加固是必需的,因为单纯放疗不能稳定脊柱。
- 大多数情况下,骨转移瘤的再次治疗是安全可行的。密切观察正常组织耐受性,除非绝对必要,否则不得超量。

23.2 EBRT

- 为了实现可重复性,定位时,患者通常取仰卧位,使用特定部位的固定装置,如 Alpha 托架和 Aquaplast 面罩。
- 照射野取决于治疗部位、患者的身体限制和体位。最常见的设计是前后/后前野和后斜野,偶尔使用三野或四野技术,以减少邻近结构(如食管或肠)的剂量。
- 侧方照射野覆盖椎体+2cm 边界的宽度,包括椎旁肿瘤侵犯的区域。
- 上方/下方照射野覆盖靶病灶上方和下方 1 个椎体。
- 基于椎管的骨性界线勾画脊髓,在 PTV 上方至少 10cm 处开始,勾画到 PTV 下 10cm。

EBRT 脊髓剂量方案和剂量限值

- 多个剂量方案具有相同的生存和功能结果。20Gy/5fx（图 23.1）和 30Gy/10fx 是常用方案。多次照射（即 30Gy/10fx）可改善局部控制和无进展生存。对于一般状态差或预期寿命短（即<6 个月）的患者，给予 8Gy/fx 是合适的，因为随机数据显示，放疗后 3 个月的效果是相同的。
- 椎体靶区可接受的剂量覆盖通常为 95% 的处方剂量至少覆盖 95% 的 PTV。
- 常规放疗的处方剂量低于脊髓的耐受剂量，但应注意尽量减少椎管内的剂量热点。

23.3　SBRT

- SBRT 通常被用于一般状态良好、寡转移病变（一般定义为<3 个病灶）、对放射不敏感的病变和照射野内症状性复发的患者。单个孤立的脊柱转移灶是 SBRT 的绝对适应证。
- SBRT 具有保护骨髓、患者便利（照射次数少）、对正在进行的化疗干扰少的优势。对于硬膜外受累患者的非手术治疗，SBRT 可以代替手术。对于脊柱弥漫性受累的患者，SBRT 也可用于常规 EBRT 后孤立性进展的治疗。然而，与常规 EBRT 相比，其费用更高、更复杂，计划制订时间和治疗时间更长。
- 回顾性研究表明，相比常规放疗，SBRT 的局部控制率更高（80%~100% 对 30%~60%）。最终结果和文献正在等待随机对照试验的证实，例如，RTOG 0631 研究比较了常规放疗（8Gy/fx）和 SBRT 照射（16~18Gy/fx）在疼痛缓解和改善生活质量方面的差异，加拿大国家癌症研究所的 SC-24 第 3 阶段研究比较了常规放疗（20Gy/5fx）与 SBRT（24Gy/2fx）在疼痛控制方面的差异。
- 在术后辅助治疗中，SBRT 正越来越多地被用于替代放疗，其局部控制良好，尽管尚无发表的随机对照试验证实 SBRT 在辅助治疗中的优越性。

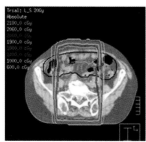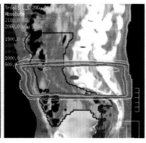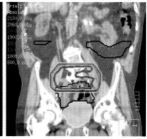

图 23.1　患者，男，79 岁，前列腺癌广泛转移，S1 椎体疼痛。行常规放疗（20Gy/5fx）。

- 精确定位至关重要,应使用接近刚性的固定系统(如真空锁定袋、双真空激活固定系统或用于颈椎治疗的热塑性面罩)。

23.3.1　SBRT 靶区勾画

- GTV 包括 CT 和 MRI 显示的大体肿瘤区域。
- CTV 包括受累的骨和硬膜外病变, 以及关节镜下存在扩散风险的邻近部分。表 23.1 和图 23.2 列出了勾画指南共识,图 23.3 展示了 1 例患者的靶区勾画。
- 术后应用 SBRT 时,勾画指南共识遵循相同的概念,但应基于术前病变范围,而与手术切除范围无关。在术前环硬膜外受累的情况下,无论硬膜外残留病灶扩散的程度如何,都应使用"甜甜圈形状"的 CTV(表 23.2 和图 23.4)。CTV 应排除脊柱植入物。

23.3.2　SBRT 脊髓剂量方案和剂量限值

- 没有随机数据用于指导处方剂量。合理的剂量方案包括 18~24Gy/fx、24Gy/2fx,

表 23.1　未行手术脊柱 SBRT 靶区勾画建议

靶区	定义和描述
脊髓	如果无法在 MRI 上准确显示脊髓,则基于 T2 加权 MRI 或 CT 脊髓造影图像勾画真实的脊髓体积
	脊髓计划危及器官通常在真实脊髓径向方向外扩 0~2mm。硬膜囊在圆锥水平以下不外扩
GTV	使用所有可用的临床信息和成像方式(包括 MRI、CT、脊髓造影、X 线检查和 PET/CT)完全勾画包括所有骨性、硬膜外和椎旁部分在内的大体肿瘤
CTV	包括关节镜下侵犯的异常骨髓信号
	邻近解剖部位的骨髓可能被亚临床肿瘤侵犯,正常骨组织需包括在内:如果 GTV 包含这些区域的一部分,则整个锥体、椎弓根、横突、椎板或棘突都包含在 CTV 内(图 23.2)
	如果没有硬膜外病变,则硬膜外不外扩
	只有当椎体、双侧椎弓根/椎板和棘突全部受累,或者硬膜外腔周围有广泛的转移性疾病时,才使用环绕脊髓的环形 CTV
PTV	CTV 均匀外扩
	根据摆位误差的详细分析,CTV 到 PTV 的边界为 1~2mm
	允许医生自行决定间距,避开脊髓和邻近重要结构,但 GTV 必须包括在内
	包含整个 GTV 和 CTV 边界

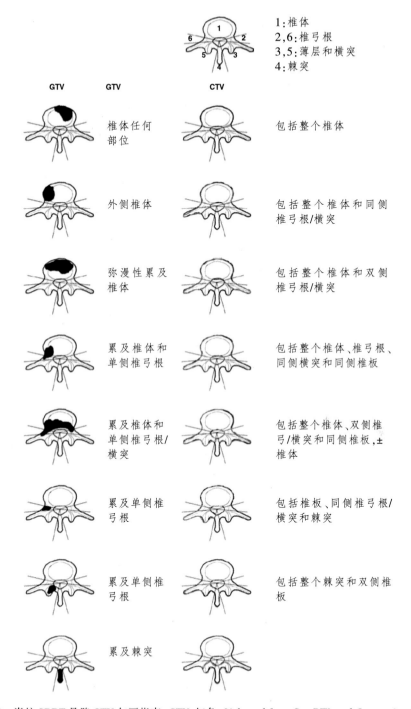

图 23.2 脊柱 SBRT 骨骼 CTV 勾画指南。CTV,红色。[Adapted from Cox BW et al. International Spine Radiosurgery Consortium consensus guidelines for target volume definition in spinal stereotactic radiosurgery. *Int J Radiat Oncol Biol Phys*. 2012 Aug 1; 83(5): e597–605]

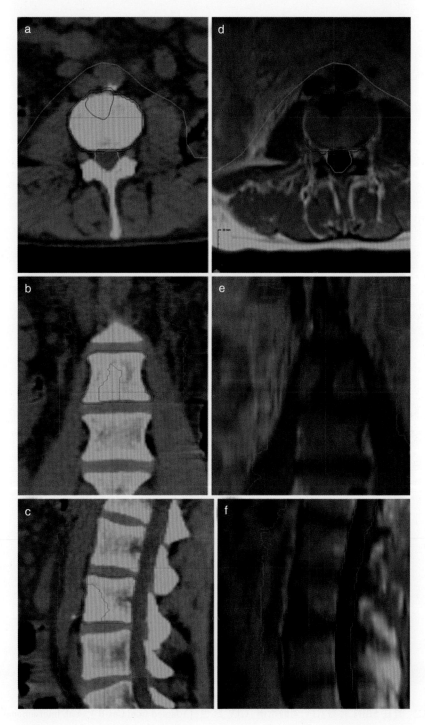

图 23.3   患者,男,47 岁,胰腺癌 L3 椎体转移。(a~c)CT 和(d~f)MRI T1 加权图像用于勾画 GTV (红色所示)。CTV,品红色;脊髓计划危及体积,青绿色。

表 23.2　术后脊柱 SBRT 靶区勾画建议

靶区	定义和描述
脊髓	如果存在人工植入金属物的影响或无法在 MRI 上准确显示脊髓，则基于 T2 加权 MRI 或 CT 脊髓造影图像勾画真实脊髓体积
	脊髓计划危及器官通常在真实脊髓径向方向外扩 0~2mm。硬膜囊在圆锥水平以下不外扩
GTV	基于术后 CT 和 MRI 勾画全部大体肿瘤，包括硬膜外和椎旁残留的肿瘤
CTV	包括全部 GTV 和怀疑肿瘤累及的术前 MRI 信号异常区域所对应的整个解剖结构（图 23.4）
	金属植入物和切口不包括在内，除非受累
	环绕脊髓的环周 CTV 仅适用于术前环周骨和（或）硬膜外受累的情况，在近环周硬膜外受累的情况下也可以考虑
	应在重建硬脑膜处进行修改，并考虑手术后解剖结构的变化
	对于硬膜外病变，考虑在椎旁和头尾方向额外外扩 5mm
PTV	CTV 均匀外扩
	根据摆位误差的详细分析，CTV 到 PTV 的边界达 2.5mm
	允许医生自行决定间距，避开脊髓和邻近重要结构，但 GTV 必须包括在内
	包含整个 GTV 和 CTV 边界

27~30Gy/3fx 和 30~40Gy/4~5fx。

- 处方等剂量线因治疗技术和个体治疗目的而存在差异，基于直线加速器的系统通常选择 80%~90% 等剂量线，机器人系统通常选择 50%~80% 等剂量线。

- 单次照射时，脊髓（在 MRI 上勾画，CTV 水平上下 6mm）D10%≤10Gy。1 次、3 次和 5 次照射时，D0.25mL 分别不超过 10Gy、18Gy 和 22.5Gy。1~5fx SBRT 引起放射性脊髓病的概率≤5% 的最大点剂量[假设 $\alpha/\beta=2Gy$，转换为分次剂量为 2Gy 时的生物等效剂量(BED)(P_{max} $BED_{2/2}$)]分别为 12.4Gy、17.0Gy、20.3Gy、23.0Gy 和 25.3Gy。

- 来自 5 个国际机构的实践经验显示，1 次、3 次和 5 次照射时脊髓的耐受剂量分别为 10~11Gy、15~18Gy 和 20~23.75Gy。在大多数中心，该剂量用于脊髓外扩 1~2mm。

- 当满足下列条件时，SBRT 再照射似乎是安全的：①常规放疗后间隔 5 个月或以上；②再照射硬膜囊 P_{max} $BED_{2/2}$≤20Gy；③总 P_{max} $BED_{2/2}$≤70Gy；④SBRT 占总 P_{max} $BED_{2/2}$ 的比例≤50%。

- 再次治疗时，终身累积 BED($\alpha/\beta=3Gy$)≤75Gy，6 个月后修复 25%，12 个月后修复 50% 是合理的。如每个疗程的剂量≤98Gy，间隔 6 个月以上，累积脊柱剂量($BED_{2/2}$)≤135.5Gy 是合理的。

术前累及硬膜外

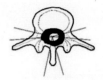 环周硬膜外疾病 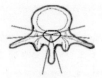 术后骨骼 CTV

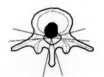 椎体中心前方 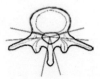 包括术前椎体、双侧椎弓根、双侧横突、双侧椎板和棘突

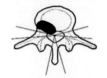 椎体前方 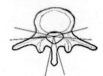 包括术前椎体+同侧椎弓根±椎板

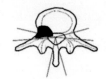 椎体前方和椎弓根单侧 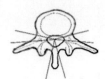 包括术前椎体+同侧椎弓根、同侧横突和同侧椎板

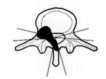 单侧椎弓根前方,棘突后方 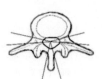 包括术前椎体+同侧椎弓根、双侧横突、双侧椎板和棘突

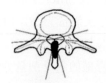 棘突后部 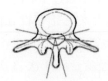 包括术前棘突、双侧椎板和双侧横突

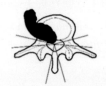 以上任何一种+广泛的椎旁延伸 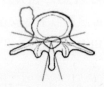 如上所述+覆盖整个术前椎管旁延伸范围

图 23.4　术后脊柱 SBRT 骨骼 CTV 勾画指南。骨骼 CTV,红色。[Adapted from Redmond KJ et al. Consensus Contouring Guidelines for Postoperative Stereotactic Body Radiation Therapy for Metastatic Solid Tumor Malignancies to the Spine. *Int J Radiat Oncol Biol Phys.* 2017 Jan 1; 97(1): 64-74]

- Sahgal 等建议,行 20Gy/5fx 常规放疗后,1~5fx SBRT 合理的 P_{max} BED$_{2/2}$ 分别为9Gy、12.2Gy、14.5Gy、16.5Gy 和 18Gy。行 30Gy/10fx 常规放疗后,1~5fx SBRT 合理的 P_{max} BED$_{2/2}$ 分别为 9Gy、12.2Gy、14.5Gy、16.2Gy 和 18Gy。

23.4 脊柱照射的不良反应

- 急性不良反应
  - 尚无证据表明,脊柱照射会诱发急性脊髓毒性反应。单次给予高达 100Gy 的剂量,未见发生急性不良反应。
  - 脊柱照射后 2~6 个月,高达 10% 的患者可能会出现短暂的放射诱导脊髓病。其特点是 Lhermitte 征(低头时沿着脊柱向下传播的触电感)。该病通常是自限性的,并且不能预测慢性进行性脊髓病的后期发展。宣教和消除患者疑虑即可。
- 晚期不良反应
  - 慢性进行性脊髓病是一种不可逆性疾病,在照射后 6~12 个月后出现。其特点是麻痹、感觉异常和括约肌功能障碍。症状是进行性的,并且没有确切的治疗方法。发病风险与分次剂量、总剂量和脊髓照射范围成正比。
  - 其他晚期不良反应包括下运动神经元综合征,该综合征在脊髓照射后 3~25 年发生,其特征是下肢进行性无力,无感觉障碍;毛细血管扩张和海绵状血管瘤,可导致急性出血。

(张建光 译)

推荐阅读

1. Cox BW et al (2012) International Spine Radiosurgery Consortium consensus guidelines for target volume definition in spinal stereotactic radiosurgery. Int J Radiat Oncol Biol Phys 83(5):e597–e605. https://doi.org/10.1016/j.ijrobp.2012.03.009.
2. Guckenberger M et al (2011) Clinical practice of image-guided spine radiosurgery—results from an international research consortium. Radiat Oncol 6:172.
3. Redmond KJ et al (2017) Consensus contouring guidelines for postoperative stereotactic body radiation therapy for metastatic solid tumor malignancies to the spine. Int J Radiat Oncol Biol Phys 97(1):64–74.
4. Ryu S et al (2015) Contemporary treatment with radiosurgery for spine metastasis and spinal cord compression in 2015. Radiat Oncol J 33(1):1–11.
5. Sahgal A et al (2012) Reirradiation human spinal cord tolerance for stereotactic body radiotherapy. Int J Radiat Oncol Biol Phys 82(1):107–116.
6. Sahgal A et al (2013) Probabilities of radiation myelopathy specific to stereotactic body radiation therapy to guide safe practice. Int J Radiat Oncol Biol Phys 85(2):341–347.

第 **24** 章

颅脑急性放射不良反应的管理

Yolanda D. Tseng, Sarah Layman

24.1 颅脑分割照射的潜在急性不良反应

24.1.1 急性不良反应(表 24.1)

常见

- 疲劳。
- 皮肤红斑(放射性皮炎)。

表 24.1 颅脑照射急性不良反应的出现时间

	从放疗开始到发病	放疗结束后的预期恢复
脑水肿	1~2 周	—
口干	约 3 周	数周至数月
疲劳	2~3 周	数周至数月
脱发	3~4 周	数周至数月
		毛囊 D50 约为 40Gy,导致永久性脱发[1]
耳道刺激	2~3 周	数周
黏膜炎	3~4 周	2~4 周
骨髓抑制	1~2 周	4~6 周
恶心/呕吐	可能在放疗开始时发生	数天至数周
腮腺炎	可能在前 1~2 次放疗后发生	放疗开始后数天至数周
放射性皮炎	2~3 周	2~4 周
嗜睡综合征	1~6 个月	放疗开始后 2~3 周

D50:50%的患者出现毒性的剂量。

- 脱发,头皮酸痛可能先于脱发出现。

不常见

- 恶心、呕吐。
- 脑肿瘤症状暂时加重(头痛、癫痫发作、虚弱)。
- 骨髓抑制:更常见于全脑全脊髓照射(CSI)和(或)同步化疗。
- 耳道刺激:浆液性中耳炎导致的传导性听力损失,瘙痒。
- 眼睛刺激和干眼症。

罕见

- 口干舌燥,味觉改变。
- 黏膜炎:在 CSI 中更常见。
- 腮腺炎:发热、肿胀、压痛。

24.1.2　早期迟发性不良反应

不常见

- 假性进展。

罕见

- 嗜睡:在儿童中更常见,出现在预防性颅脑照射后。

24.2　立体定向放射外科的潜在急性不良反应

24.2.1　急性不良反应

常见

- 恶心、头晕。
- 头痛。
- 支架放置相关问题。
  - 瘀伤、出血、皮肤撕裂伤。
  - 针孔部位肿胀。

不常见

- 枕部感觉迟钝。
- 眶周水肿。
- 疲劳。
- 癫痫发作(24~72 小时)。

罕见

- 颅骨骨折。
- 针孔部位感染。

24.2.2　早期迟发性不良反应

常见

- 疲劳。

不常见

- 神经功能暂时性恶化。
  - 前庭神经鞘瘤患者出现眩晕和听力恶化。
- 假性进展。

罕见

- 持续嗜睡。

24.2.3　晚期迟发性不良反应

不常见

- 血管源性水肿引起的急性发作性头痛和神经系统变化。
  - 考虑对头部进行非增强 CT 扫描,以排除出血。

24.3　同时服用替莫唑胺患者的潜在急性不良反应

肝毒性

- 在基线和同步治疗过程中监测肝功能。

骨髓抑制

- 每周检查全血细胞计数。
- 肺孢子虫肺炎的预防。
  - 甲氧苄啶–磺胺甲噁唑(口服)。
  - 喷他脒(吸入)。
- 对于血小板<75×10⁹/L、绝对中性粒细胞计数<1.0×10⁹/L 的患者,继续口服替莫唑胺;对于严重的血小板减少症[<(10~20)×10⁹/L]患者,继续行放疗。
- 恶心/呕吐、厌食:昂丹司琼 8mg,在使用替莫唑胺前 60 分钟口服。

24.4　急性不良反应的管理

脑水肿(头痛、恶心)

- 地塞米松,每天 4~8mg,有明显水肿者每天 16mg。
- 如果担心颅内出血或对地塞米松无反应,则需进行头部 CT。
- 对于类固醇难治性(或类固醇引起的严重并发症)瘤周水肿,可以考虑应用贝伐单抗。

口干/味觉改变

- 小苏打漱口水(必要时 1~3 茶匙):1 汤匙小苏打、1 汤匙盐和 1 夸脱(1 夸脱=0.94L)水混合。
- 冰镇碳酸饮料。

疲劳

- 鼓励患者进行规律的体力活动。
- 确认没有其他并发症(如贫血、抑郁症)。
- 随着类固醇逐渐减量,患者可能会出现疲劳加重。
- 哌甲酯(中枢神经系统兴奋剂):5mg,每天 2 次。
  - 可根据耐受性每 3 天增加 10mg/d,最大剂量为 40mg/d。
- 莫达非尼(中枢神经系统兴奋剂):100mg,每天 1 次。

耳道刺激

- 外耳炎
  - Cortisporin(新霉素、多黏菌素 B、氢化可的松):每次 4 滴,患侧耳道外用。
  - 1:1 混合水和白醋:在患侧耳涂抹,每次 2~4 滴。
  - Cipro HC(环丙沙星、氢化可的松):每次 3 滴,每天 2 次,持续 7 天。
- 咽鼓管水肿
  - 口服充血抑制剂(如伪麻黄碱)。
  - 短疗程类固醇(如 Medrol 剂量包)。
  - 鼓膜切开术,很少应用。
- 无并发症的中耳炎
  - 阿莫西林 250mg,每 8 小时 1 次,连用 5~7 天。

黏膜炎

- 小苏打漱口水(1~3 茶匙漱口):1 汤匙小苏打、1 汤匙盐和 1 夸脱水混合。
- 尽量减少辛辣食物、乙醇(酒精)和烟草。
- 1:1:1 混合苯海拉明、马洛司、黏性木糖卡因:2 茶匙口服,每天 4 次(必要时)。

骨髓抑制

- 最常见的是白细胞减少症，其次为血小板减少症。
- 对于重度血小板减少症($<10\times10^9$/L)，可考虑进行放疗。

恶心/呕吐（按偏好顺序）

- 止吐药
  - 昂丹司琼 8mg，每 8 小时 1 次（必要时）。
  - 康帕嗪 10mg，每 6 小时 1 次（必要时）。
- 皮质类固醇：地塞米松 4~16mg/d，预防性应用质子泵抑制剂。
- 劳拉西泮 0.5~2mg，每 8 小时 1 次（必要时）。

腮腺炎

- 冰袋。
- 非甾体抗炎药。

假性进展

- 高级别脑胶质瘤化疗和放疗后 3 个月内出现的影像学（增强）改变。
- 通常无症状。

放射性皮炎

- 轻度反应：舒缓保湿化妆水或软膏（如金盏花、Aquaphor）。
- 湿性脱皮（罕见）
  - 受累区域外用 1% 的青霉素乳膏，每天 3 次。
  - 碱式醋酸铝制剂。
- 严重反应（Stevens–Johnson 综合征）：在服用苯妥英或卡马西平的患者中少见。严重反应可能发生在放疗照射野外。须停用抗惊厥药物。

癫痫发作（表 24.2）

- 如果新发癫痫发作，应进行影像学检查。
  - 从头部 CT 扫描开始。
  - 可行脑部 MRI。
- 单药治疗优于多药治疗。
- 通常不建议对无癫痫发作史的患者使用预防性抗癫痫药物[3]。
- 以最低有效剂量治疗。
- 注意抗癫痫药和其他药物之间潜在的相互作用。
- 告知患者意识丧失/癫痫发作后有关驾驶方面的法律规定。

嗜睡综合征/嗜睡

- 通常自发消退。

表 24.2 常用抗癫痫药物和使用说明

药物	剂量	评估
左乙拉西坦	开始 500mg,每天 2 次 可增加至推荐剂量 1500mg,每天 2 次(每 2 周加量,每次 500mg)	疲劳/嗜睡
拉莫三嗪	单药治疗,第 1 周和第 2 周开始 25mg,每天 1 次,第 3 和第 4 周每天 50mg,然后每 1~2 周增加 50mg/d,最大剂量通常为 225~375mg/d,分 2 次给药 除丙戊酸盐以外的多药治疗,第 1 周和第 2 周开始 50mg/d,第 3 周第 4 周开始 50mg,每天 2 次,然后每 1~2 周增加 100mg/d,靶剂量为 300~500mg/d,分 2 次给药	严重皮疹罕见(Stevens-Johnson 综合征);如果出现相关皮疹,应立即停药 嗜睡 与酶诱导的 AED 相互作用 避免与丙戊酸盐一起使用
丙戊酸盐	起始剂量为 15mg/(kg·d) 可增加到最大剂量 60mg/(kg·d)	可能干扰血小板功能 致畸
拉科酰胺	开始 100mg,每天 2 次 每周增加 50mg,每天 2 次,增至推荐剂量 150~200mg,每天 2 次	
托吡酯	开始 25mg,每天 2 次,并根据需要每周增加 25mg,每天 2 次,增至最大剂量 200mg,每天 2 次	可能增加苯妥英浓度 受其他 AED 影响 有助于患者保持情绪稳定
苯妥英	开始 100mg,每天 3 次;考虑在诊所或医院给予负荷剂量静脉注射或口服 滴定至最有效剂量,通常每天不超过 400mg,治疗开始后 3~5 天达到一级水平	可能受到饮食、其他酶诱导药物的影响 如果出现相关皮疹,应立即停药
直肠地西泮/鼻内咪达唑仑	鼻内咪达唑仑(体重>50kg 的成人):10mg(2mL),通过注射器与连接的鼻雾化器给药 直肠地西泮(凝胶):0.2mg/kg,预填充注射器。考虑减少老年人和虚弱患者的剂量	当患者出国旅行时,考虑作为救援治疗

AED,抗癫痫药物。

- 嗜睡、疲劳、厌食、短暂的认知障碍。
- 考虑使用皮质类固醇,尤其是与颅内压升高体征相关的药物。

24.5 地塞米松剂量和不良反应[2]

需要注意的是,仅在考虑有脑水肿(即头痛、恶心、神经功能丧失)时才使用地塞米松。如果预防性使用或术后开始使用，则放疗期间应逐渐减少剂量。

剂量

- 半衰期为 36~54 小时。
- 每天 1~2 次给药，足以维持治疗。
- 考虑大剂量推注(4mg，每天 3~4 次)，然后在症状得到控制后滴定至所需最低剂量。
- 数小时内发病。

常见的急性/亚急性不良反应

- 失眠。
- 特发性震颤。
- 呃逆。
- 高血糖。
- 免疫抑制/机会性感染风险增加：药物减量过程中风险最高。
- 消化性溃疡：对于既往有消化性溃疡病史、同时使用非甾体抗炎药和(或)老年患者，建议使用质子泵抑制剂(如奥美拉唑)进行预防性治疗。
- 类固醇性肌病：近端，治疗 9~12 周。
- 焦虑、攻击性增加。
- 液体潴留、尿频。
- 骨坏死(晚期不良反应)。

减量(表 24.3)

- 由于作用持续时间长，地塞米松应每 3~7 天减量 1 次(例如，每 3~7 天减少50%)。如果每次减少剂量后症状恶化，应考虑延长减量天数。
- 类固醇戒断综合征：头痛、嗜睡、肌痛、关节痛、食欲缺乏、头晕(肾上腺皮质功能不全的迹象)。

    – 剂量略增加和缓慢减量后有好转。
- 如果使用类固醇超过 1 个月，患者可能存在肾上腺功能不全的风险。应用地塞米松 0.5mg 后，应检测清晨空腹状态下的皮质醇水平，如果<10μg/dL(276nmol/L)，则考虑改用 20mg 氢化可的松，然后以更缓慢的速度减量。

表 24.3　地塞米松减量指南

	地塞米松剂量	天数
快速/中等减量	4mg,2 次/天	4~7 天
	2mg,2 次/天	4~7 天
	1mg,2 次/天	4~7 天
	每天 1mg	4~7 天
	停药	
慢速减量	4mg,2 次/天	7 天
	2mg,2 次/天	7 天
	1mg,2 次/天	14 天
	每天 1mg	14 天
	每天 0.5mg	14 天
	清晨空腹状态下检测皮质醇水平	
	如果 ≥10μg/dL(276nmol/L),则停药	
	如果 ≤10μg/dL(276nmol/L),则改用 20mg 氢化可的松, 1 次/天	
	每周每天减少 5mg。停药前重新检测清晨空腹皮质醇 水平	

（杨彦琴　译）

参考文献

1. Lawenda BD et al (2004) Permanent alopecia after cranial irradiation: dose-response relation-ship. Int J Radiat Oncol Biol Phys 60(3):879–887.
2. Kostaras X et al (2013) Use of dexamethasone in patients with high-grade glioma: a clinical practice guideline. Curr Oncol 21(3):e493–e503.
3. Chang SM et al (2019) Anticonvulsant Prophylaxis and Steroid Use in Adults With Metastatic Brain Tumors: ASCO and SNO Endorsement of the Congress of Neurological Surgeons Guidelines. J Clin Oncol 37(13):1130–1135.

第 25 章

放射性坏死

Ehsan H. Balagamwala, Martin Tom, Manmeet Ahluwalia, Jonathan Sharrett, Samuel T. Chao

25.1 引言

- 放射性坏死是颅脑放疗的晚期并发症,通常在治疗后数月至数年发生。放射性坏死经常与假性进展相混淆,假性进展是一种可逆性疾病,其特征是同时放化疗 3 个月后发生早期延迟的放射性损伤[1]。另一方面,放射性坏死在很大程度上是不可逆的,其特征是局灶模式显示的局限性病变,通常伴有周围水肿。

- 放射性坏死的确切发生率未知,因为准确诊断存在一定困难。然而,在 SRS 和肿瘤综合治疗的时代,原发性和转移性脑肿瘤放射性坏死的发生率不断增加。一项前瞻性随机试验评估了应用低剂量和高剂量常规分割放疗治疗低级别胶质瘤,5040cGy 组的放射性坏死发生率为 2.5%,而 6480cGy 组为 5%[2]。SRS 后放射性坏死的发生率为 5%~10%,在一系列报道中,其发生率更高,这与诊断标准不同有关[3]。

- 临床前研究证据表明,血管损伤引发了坏死过程。血管内皮细胞损伤可造成小血管纤维蛋白样坏死,从而导致局灶性凝血性坏死、少突胶质细胞损伤和脱髓鞘。近期证据显示,血管内皮细胞生长因子(VEGF)、乏氧诱导因子 1α(HIF-1α)及葡萄糖转运子-1 与坏死的发生有关[4-6]。

- 放射性坏死很难与肿瘤复发区分开来。脑坏死的症状与肿瘤复发的症状类似,可能包括头痛、恶心、呕吐和嗜睡。发生放射性坏死的危险因素包括总剂量[2]、分割剂量[7]、治疗持续时间、治疗体积[8]、同期化疗、既往放疗史、男性,以及 SRS 治疗的均匀性和适形性[9]。最近的研究确定了预测放射性坏死风险增加的生物因素,包括肾细胞组织学、肺腺癌组织学、HER2-neu 扩增状态和 ALK/BRAF 突变状态[10]。

25.2　诊断原则

- 诊断放射性坏死的金标准是手术切除和病理学评估。由于可能存在采样误差,仅进行活检并不完全可靠。放射性坏死的临床诊断具有挑战性,目前大多数已发表的相关研究显示,影像学检查和病理改变并无相关性,这是切除率或活检率低造成的。

- 可以使用多种成像方式来评估放射性坏死,包括对比增强 MRI、相对脑血容量(rCBV)(作为标准 MRI 的附加序列)、MRS、[18]F-FDG-PET 和 [201]T1-SPECT。PET 成像已经使用的药物包括 [11]C-甲基-蛋氨酸、O-(2-[18]F-氟乙基)-L-酪氨酸、3,4-二羟基-6-[18]F-氟苯丙氨酸(FDOPA)和 3-O-甲基-6-^{18}F-L-多巴。然而,其临床适用性有限[3]。

- 影像学诊断的实用性
  - MRI 与灌注/rCBV[11]:该技术基于独特的 MRI 序列。假设肿瘤患者的脑血容量在肿瘤中增加,而放射性坏死患者的脑血容量减少。据报道,其敏感性为100%,特异性为 95.2%。MRI 与灌注/rCBV 是纪念斯隆-凯特琳癌症中心用于诊断放射性坏死并将其与肿瘤进展和假进展区分开来的主要成像模式。图25.1 显示了 rCBV 诊断放射性坏死的显著特征。
  - FDG-PET:FDG-PET 基于 FDG 摄取在肿瘤内增加而在放射性坏死中减少,其主要局限性是文献中报道的敏感性和特异性差异显著[3]。

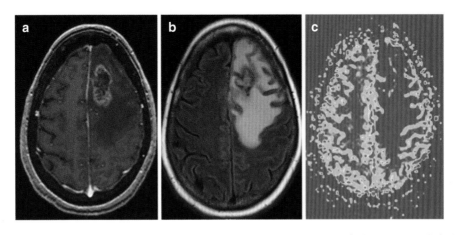

图 25.1　非小细胞肺癌左侧额叶脑转移接受计划分期脑部 SRS(12Gy 后每个月 15Gy)。在完成放射外科手术并完全逐渐减少类固醇 2 个月后,患者出现轻度嗜睡。MRI 显示增强(a)及显著的圆形水肿,如 T2 FLAIR 所示(b)。(c)rCBV 序列显示左额叶区域血流量减少,提示放射性坏死。由于症状进展,患者接受了切除手术,最终病理结果与放射性坏死一致。

- MRS：该技术被用于评估组织内的代谢组成，包括脂质（脑破坏产物）、乳酸（厌氧糖酵解）、NAA（神经元标志物）、谷氨酰胺（神经递质）、肌酸（能量代谢）和胆碱（细胞膜标志物）。将 MRS 添加到标准 MRI 中可增加 15~30 分钟的数据采集时间。随着肿瘤复发，NAA 增加，脂质下降。而随着放射性坏死发生，脂质增加，胆碱减少。多体素 MRS 的敏感性和特异性接近 100%；然而，其使用仍处于研究阶段[12]。这种成像方式一般不在医疗保险和医疗补助服务中心（CMS）的覆盖范围内，需要患者个人支付费用。

25.3　治疗原则

- 治疗决策应基于放射性坏死的大小及患者的症状。对无症状患者的较小病灶，可密切观察。由于进行性无症状放射性坏死的不良反应较小，可考虑联合己酮可可碱 400mg，每天 3 次，维生素 E 400IU，每天 3 次（或 1000IU，每天 1 次）。

- 放射性坏死通常与颅内水肿有关，这在 FLAIR MRI 序列上最为明显。对于有症状的患者，可以使用皮质类固醇（如地塞米松）。剂量可以根据症状的严重程度调整，开始治疗时地塞米松的总剂量为 4~16mg/d。由于地塞米松的半衰期较长，我们更倾向于每天使用 2 次，早餐和午餐时同时服用。一旦症状得到控制，可以在 3~4 周内逐渐减少类固醇剂量，同时密切监测患者的症状。

- 对于类固醇难治性放射性坏死患者，可以使用其他治疗，如抗凝剂、高压氧、口服维生素 E 和戊托昔吡啉的组合或贝伐珠单抗。

- 高压氧（HBO）在 2.5 倍大气压下将 100% 氧输送给患者，这增加了血液和组织中的氧气量，从而促进新血管生长。HBO 每周应用 5 天，共进行 30~40 次治疗。尽管 HBO 在过去曾被使用过，但缺乏关于其疗效的数据，而最有力的证据显示其被用于预防放射性坏死[13]。HBO 很少被用于治疗放射性坏死，临床上倾向于使用贝伐珠单抗或其他具有更强支持证据的疗法。

- 联合使用维生素 E（1000IU 口服，每天 1 次）与己酮可可碱（400mg 口服，每天 3 次）也可治疗放射性坏死。尽管现有数据有限，但患者对治疗的反应支持将其用于治疗类固醇难治性患者[14]。鉴于其不良反应较小，可考虑对影像学检查显示前期放射性坏死的无症状患者使用该药物。己酮可可碱不应被用于有脑出血史或视网膜出血史的患者。

- 最近有证据表明，VEGF 与放射性坏死的进展有关，使用贝伐珠单抗治疗放射性坏死受到越来越多的关注。一项随机试验（除了本机构经验外）显示了良好的影像学反应，并且地塞米松治疗持续时间缩短[15,16]。我们采用低剂量（每 2 周 5mg/kg

或每 3 周 7.5mg/kg)或高剂量(每 2 周 10mg/kg 或每 3 周 15mg/kg)方案。图 25.2 显示了贝伐珠单抗治疗的典型反应。

- 对于难治性放射性坏死患者,可考虑行激光间质热疗(LITT),以消融坏死组织。LITT 是损伤最小的侵入性手术，术前可进行活检以协助诊断。初步结果显示,LITT 有望减少周围水肿,改善症状,并减少对类固醇的依赖[17]。

25.4　总结和结论

- 放射性坏死是脑部放射治疗的晚期并发症,常发生于治疗后数月至数年。放射性坏死的风险随着辐射剂量的增加而增加。
- 放射性坏死的临床诊断具有挑战性,有多种影像学检查方式可供选择。在我们中心,除标准系列 MRI 之外,我们更喜欢使用 rCBV 进行诊断,因其采集速度快,并且具有良好的敏感性和特异性。MRS 也是一种有用的工具;然而,鉴于图像采集时间长且成本较高,因此很难在临床实践中实施。
- 应密切观察小的无症状病变。对于有症状的患者及周围有明显水肿的患者,可使

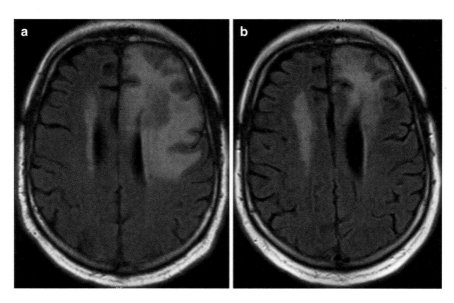

图 25.2　患者,男,73 岁,左侧额叶脑膜瘤切除史,对复发灶进行放疗(5400cGy/30fx),放疗后 16 个月,患者出现行为改变,日常生活活动能力下降,MRI 显示脑部放射性坏死。服用地塞米松后症状改善。但 3 个月后出现了进行性认知变化及 T2 FLAIR 异常(a)。患者接受 4 次贝伐珠单抗(7.5mg/kg)治疗。在最后一次随访中,患者的神经系统症状有所改善,MRI 显示 T2 FLAIR 异常显著改善(b)。在完成 4 次贝伐珠单抗治疗后,可减少类固醇的剂量。

用皮质类固醇(如地塞米松)进行治疗。而对类固醇难治性患者可考虑使用贝伐珠单抗。对于症状明显异常或需要活检确认的患者,LITT 可用于坏死区域的活检和热消融。我们的诊断和治疗方案如图 25.3 所示。

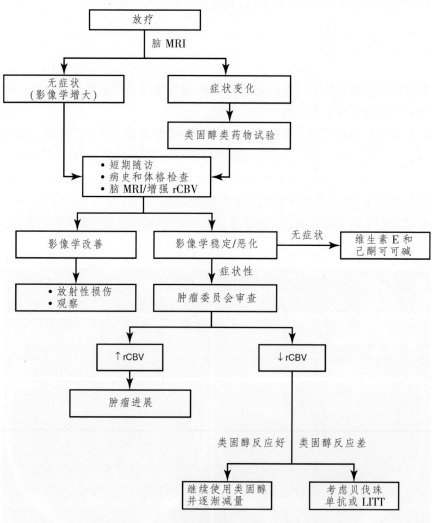

图 25.3 克利夫兰诊所使用的放射性坏死诊断和治疗方案。

（杨彦琴 译）

参考文献

1. Sheline GE, Wara WM, Smith V (1980) Therapeutic irradiation and brain injury. Int J Radiat Oncol Biol Phys 6(9):1215–1228.
2. Shaw E, Arusell R, Scheithauer B et al (2002) Prospective randomized trial of low- versus high-dose radiation therapy in adults with supratentorial low-grade glioma: initial report of a North Central Cancer Treatment Group/Radiation Therapy Oncology Group/Eastern Cooperative Oncology Group study. J Clin Oncol 20(9):2267–2276. https://doi.org/10.1200/JCO.2002.09.126.
3. Chao ST, Ahluwalia MS, Barnett GH et al (2013) Challenges with the diagnosis and treatment of cerebral radiation necrosis. Int J Radiat Oncol 87(3):449–457. https://doi.org/10.1016/j.ijrobp.2013.05.015.
4. Gutin PH, Leibel SA, Sheline GE (eds) (1991) Radiation injury to the nervous system. Raven Press, New York.
5. Nonoguchi N, Miyatake S-I, Fukumoto M et al (2011) The distribution of vascular endothelial growth factor-producing cells in clinical radiation necrosis of the brain: pathological consideration of their potential roles. J Neuro-Oncol 105(2):423–431. https://doi.org/10.1007/s11060-011-0610-9.
6. Nordal RA, Nagy A, Pintilie M, Wong CS (2004) Hypoxia and hypoxia-inducible factor-1 target genes in central nervous system radiation injury: a role for vascular endothelial growth factor. Clin Cancer Res 10(10):3342–3353. https://doi.org/10.1158/1078-0432.CCR-03-0426.
7. Marks JE, Baglan RJ, Prassad SC, Blank WF (1981) Cerebral radionecrosis: incidence and risk in relation to dose, time, fractionation and volume. Int J Radiat Oncol Biol Phys 7(2):243–252.
8. Flickinger JC, Kondziolka D, Lunsford LD et al (2000) Development of a model to predict permanent symptomatic postradiosurgery injury for arteriovenous malformation patients. Arteriovenous Malformation Radiosurgery Study Group. Int J Radiat Oncol Biol Phys 46(5):1143–1148.
9. Shaw E, Scott C, Souhami L et al (2000) Single dose radiosurgical treatment of recurrent previously irradiated primary brain tumors and brain metastases: final report of RTOG protocol 90-05. Int J Radiat Oncol Biol Phys 47(2):291–298.
10. Miller JA, Bennett EE, Xiao R et al (2016) Association between radiation necrosis and tumor biology after stereotactic radiosurgery for brain metastasis. Int J Radiat Oncol Biol Phys 96(5):1060–1069. https://doi.org/10.1016/j.ijrobp.2016.08.039.
11. Mitsuya K, Nakasu Y, Horiguchi S et al (2010) Perfusion weighted magnetic resonance imaging to distinguish the recurrence of metastatic brain tumors from radiation necrosis after stereotactic radiosurgery. J Neuro-Oncol 99(1):81–88. https://doi.org/10.1007/s11060-009-0106-z.
12. Hollingworth W, Medina LS, Lenkinski RE et al (2006) A systematic literature review of magnetic resonance spectroscopy for the characterization of brain tumors. AJNR Am J Neuroradiol 27(7):1404–1411.
13. Ohguri T, Imada H, Kohshi K et al (2007) Effect of prophylactic hyperbaric oxygen treatment for radiation-induced brain injury after stereotactic radiosurgery of brain metastases. Int J Radiat Oncol Biol Phys 67(1):248–255. https://doi.org/10.1016/j.ijrobp.2006.08.009.
14. Williamson R, Kondziolka D, Kanaan H, Lunsford LD, Flickinger JC (2008) Adverse radiation effects after radiosurgery may benefit from oral vitamin E and pentoxifylline therapy: a pilot study. Stereotact Funct Neurosurg 86(6):359–366. https://doi.org/10.1159/000163557.
15. Levin VA, Bidaut L, Hou P et al (2011) Randomized double-blind placebo-controlled trial of bevacizumab therapy for radiation necrosis of the central nervous system. Int J Radiat Oncol Biol Phys 79(5):1487–1495. https://doi.org/10.1016/j.ijrobp.2009.12.061.
16. Sadraei NH, Dahiya S, Chao ST et al (2015) Treatment of cerebral radiation necrosis with bevacizumab: the Cleveland clinic experience. Am J Clin Oncol 38(3):304–310. https://doi.org/10.1097/COC.0b013e31829c3139.
17. Habboub G, Sharma M, Barnett GH, Mohammadi AM (2017) A novel combination of two minimally invasive surgical techniques in the management of refractory radiation necrosis: technical note. J Clin Neurosci 35:117–121. https://doi.org/10.1016/j.jocn.2016.09.020.

第 26 章

脊柱立体定向放射治疗不良反应的管理

Vincent Bernard, Amol J. Ghia

26.1 引言

SBRT 的毒性已得到公认,可分为两类。

- 急性并发症:由靠近照射野的解剖结构受照射引起。
  - 颈胸椎:食管炎、黏膜炎、吞咽困难。
  - 腰椎:恶心、呕吐。
  - 骶骨:稀便。
  - 红斑、皮炎:罕见或轻度,通常局限于治疗部位。
  - 疼痛暴发。
- 晚期并发症
  - 椎体压缩性骨折(VCF)。
  - 放射性脊髓病(RM)。
  - 神经根病:3%~10%的患者会出现,尤其是椎间孔内病变患者。

26.2 疼痛暴发(表 26.1)

与常规放疗相比,接受 SBRT 的患者通常在放疗期间或放疗后即刻出现疼痛暴发。

- 发生率:未使用类固醇的患者的疼痛暴发发生率高达 23%~68%,出现症状的中位时间为治疗开始后 5 天(范围:0~20 天)[1]。
- 风险因素[2]
  - Karnofsky 体能状态(KPS)评分高。

表 26.1　关于疼痛暴发的研究

作者	时间	患者例数	至出现毒性的中位时间(月)	发生率(%)	结果
Chiang[2]	2013	41	第 1 天最常见	68.3	疼痛发作的显著预测因素是 KPS 评分高及颈椎和腰椎病变 地塞米松可以有效减少疼痛评分
Pan[1]	2015	210	5 天(0~20 天)	23	分割放疗与疼痛发作发生率显著相关;接受单次治疗的患者的疼痛发作风险高于接受 3 次或 5 次治疗的患者
Khan[3]	2015	47	N/A	19.2	预防性使用地塞米松可以减少疼痛发作。在预防疼痛和功能损伤方面,使用 4mg 地塞米松的疗效最好

- 病变位于颈椎和腰椎。
- 分割治疗的次数(5 次、3 次和 1 次治疗中,治疗次数每减少 1 次,风险增加 2.4 倍)。
- 治疗:通常具有自限性。
  - 使用地塞米松(4mg,口服,每天 2 次,并在 SBRT 后 5 天逐渐减量)进行疼痛挽救治疗,可显著缓解疼痛。
- 预防:不常规预防性给予地塞米松来预防疼痛发作。在一项前瞻性观察性研究中,与既往报道的未接受地塞米松的患者相比,SBRT 前 1 小时和 SBRT 后 4 天预防性使用地塞米松后,患者的疼痛症状明显减少,发生率分别为 19% 和 69%(P<0.0001)[2,3]。一项前瞻性随机临床试验正在评估对脊柱 SBRT 患者预防性使用地塞米松的作用。

26.3　椎体压缩性骨折(表 26.2)

肿瘤相关的骨质疏松和放射性骨坏死可引起椎体不稳定和骨折[4,5]。
- 发生率:接受 SBRT 的患者发生放射相关 VCF 的风险高于接受分割放疗的患者,发生率分别为 5.7%~39% 和 3%,VCF 中位时间约为 3 个月[6-8]。在接受剂量递增单次 SBRT 的患者中, <10% 的放射相关 VCF 患者需要进行固定[9]。
- 风险因素
  - 对于接受高剂量治疗(≥20Gy/fx)的患者[5,7,10],单次治疗剂量为 24Gy,放射性骨折的发生率为 36%~39%;而单次治疗剂量为 18Gy,骨折率为 21%[11-13]。
  - 照射次数:分割治疗的风险较低,VCF 发生率为 7.8%[14]。
  - 肺癌和肝细胞肿瘤患者[5]。

表 26.2　椎体压缩性骨折相关研究

作者	时间	患者例数	至出现毒性的中位时间(月)	发生率(%)	结果
Boehling[23]	2012	93	3	20.3	年龄>55 岁、存在基线 VCF 和疼痛情况可以预测 VCF 的发生
Cunha[5]	2012	90	3.3(9.5~21.6)	11	脊柱畸形、溶骨性肿瘤、照射剂量>20Gy,以及肺癌和肝细胞肿瘤患者发生 VCF 的风险较高
Sahgal[10]	2013	252	2.46(0.03~43.01)	14	接受 24Gy 和存在基线 VCF、溶骨性肿瘤和脊柱畸形(SINS 标准)的患者风险最大。除临床试验外,建议谨慎使用高剂量单次照射方案
Thibault[24]	2014	37	2	11.4	接受单次 SBRT 和存在基线 VCF 的患者与放射诱导的 VCF 风险增加相关
Gucken-berger[14]	2014	387	N/A	7.8	在多机构分析中,VCF 的发生率仅为 7.8%,但其中只有 5.8%的患者接受了单次 SBRT 治疗。该证据支持分割治疗可以降低 VCF 发生率的观点
Moussa-zadeh[12]	2015	278	N/A	36	作者研究了接受高剂量单次 SBRT 治疗患者的长期毒性情况,发现放射性骨折的发生率为36%,干预率为14%
Jawad[7] Boyce-	2016	541	3(1~36)	5.7	既往存在 VCF、孤立性转移和处方剂量≥38.4Gy 的患者发生 VCF 的风险更大。建议采用 MRI 进行靶区勾画,以降低 VCF 发生的风险
Fappiano[25]	2017	791	2.7	11.9	在多因素分析中,VCF 风险的重要预测因素包括既往存在 VCF 和溶解性肿瘤。该研究发现,VCF 发生率低是由于大多数患者(97%)接受≤18Gy 的治疗
Virk[9]	2017	323	13.2(6.3~28.7)	8	作者对比了需要治疗的症状性 VCF 的发生率与既往发表的队列研究的放射相关 VCF 发生率(分别为 8%和39%)。对于 SBRT,SINS 评分较高与早期骨折相关

SINS,脊柱肿瘤不稳定评分。

　　　– 脊柱肿瘤不稳定评分(SINS)系统:判断肿瘤相关不稳定性的共识分类系统见表
26.3[10]。
- 治疗
　　– 对这些患者的最佳治疗在很大程度上仍是未知的,因为目前缺乏具有共识的多
机构方法的高质量证据。
　　– 放射性椎体骨折的临床意义是一个有争议的领域。因此,大多数 VCF 不需要
干预[9]。
　　– 对于骨折部位有明显机械性疼痛(坐位/站立/移动时疼痛加重,仰卧位可缓解)
的患者,需要考虑行骨水泥成形术或经皮固定。
　　– 据报道,对 8% 的放射相关 VCF 患者需要进行固定,相比之下,需要固定的放射
性骨折患者比例为 39%,表明临床相关 VCF 被过度报道了[9,11]。
　　– 在放射外科治疗前筛查脊柱不稳定,可以减轻 SBRT 引起的早期骨折,伴有重
度不稳定疼痛的患者可能从预防性脊柱增强手术(如椎体成形术)中获益[7,12,16]。

表 26.3　SINS 系统

参数	描述	评分
位置	结合部(枕骨至 C2、C7~T2、T11、L1、L5~S1)	3
	活动椎体(C3~6、L2~4)	2
	半固定椎体(T3~10)	1
	固定椎体(S2~5)	0
疼痛	是	3
	偶见非机械性疼痛	1
	无症状	0
骨病变	溶骨性	2
	溶骨/成骨性	1
	成骨性	0
力线情况	存在脱位或半脱位	4
	新出现的畸形	2
	正常	0
椎体	>50%塌陷	3
	<50%塌陷	2
	椎体无塌陷,但>50%的椎体受累	1
	以上都不是	0
后外侧结构受累	双侧	3
	单侧	1

以上 6 个项目的总分为 0~18 分,对患者进行风险分层:如评分>7 分,则需要进行外科会诊[15]。

– 目前一项 MD 安德森 II 期研究(NCT02387905)正在进行,旨在评估预防性椎体骨水泥成形术对于脊柱 SBRT 后发生 VCF 高风险患者的有效性。

26.4　放射性脊髓病(表 26.4)

RM 是脊柱 SBRT 罕见但具有潜在破坏性的后果。有关临床经验很少,在脊柱 SBRT 早期文献中详细描述了与 RM 相关的潜在风险因素,如脊髓剂量和既往放疗史[21-23]。

- 预防与治疗
  - 由于剂量/分割次数与 RM 风险之间存在明确的相关性,因此,必须平衡治疗、剂量限制及肿瘤进展引起的神经功能障碍之间的风险关系。
  - 刚性固定和千伏级成像的 3D–3D IGRT 及使用 6D 治疗床使摆位误差和由此产生的毒性风险降至最低。
  - RTOG (RTOG 0631) 提供了尚未发表的脊柱 SBRT 协作组试验有关的剂量限制,该试验要求勾画靶区 10cm 范围内正常组织,脊髓限制如下[17]。
    ○ 脊髓受照 10Gy 的体积小于部分脊髓体积的 10%。
    ○ 脊髓受照 10Gy 的绝对体积<0.35mL。
    ○ 最大剂量 14Gy 的体积<0.03mL[17,18]。

表 26.4　RM 相关研究

作者	时间	患者	至出现 RM 的中位时间(月)	nBED (Gy$_{2/2}$)	结果
Sahgal[26]	2012	13 例非 RM,5 例 RM	5(3~8)	N/A	作者推荐了二程 SBRT 治疗指南,建议常规放疗后至少 5 个月才能再次给予 SBRT,硬膜囊最大剂量不超过 25Gy,累积 EDQ2 不超过 70Gy
Sahgal[27]	2013	66 例非 RM,9 例 RM	12(3~15)	N/A	作者针对既往未接受过放疗的患者制订了 SBRT 治疗指南。建议的硬膜囊最大剂量限值为 12.4Gy/fx、17.0Gy/2fx、20.3Gy/3fx、23.0Gy/4fx 和 25.3Gy/5fx,以使 RM 的风险<5%

RM,放射性脊髓病;VCF,椎体压缩性骨折;EQD2,分割剂量为 2Gy 的等效剂量。

- 迄今为止报道的数据中,脊髓的剂量限值在很大程度上取决于各机构,但在单次 SBRT 中,如果该部位没有既往放疗史,最大剂量通常为 10~14Gy,危及器官计划体积(PRV)为 0~2mm。前瞻性和大型回顾性研究表明,通过适当的体位固定和 IGRT,放射性脊髓病的风险<3%[19-22]。
- Sahgal 等制订的指南给出了初次或再次 SBRT/1~5fx 的最大剂量。

(马一栋　译)

参考文献

1. Pan HY, Allen PK, Wang XS, Chang EL, Rhines LD, Tatsui CE et al (2014) Incidence and predictive factors of pain flare after spine stereotactic body radiation therapy: secondary analysis of phase 1/2 trials. Int J Radiat Oncol Biol Phys 90(4):870 876.
2. Chiang A, Zeng L, Zhang L, Lochray F, Korol R, Loblaw A et al (2013) Pain flare is a common adverse event in steroid-naive patients after spine stereotactic body radiation therapy: a prospective clinical trial. Int J Radiat Oncol Biol Phys 86(4):638–642.
3. Khan L, Chiang A, Zhang L, Thibault I, Bedard G, Wong E et al (2015) Prophylactic dexamethasone effectively reduces the incidence of pain flare following spine stereotactic body radiotherapy (SBRT): a prospective observational study. Support Care Cancer 23(10):2937–2943.
4. Sahgal A, Whyne CM, Ma L, Larson DA, Fehlings MG (2013) Vertebral compression fracture after stereotactic body radiotherapy for spinal metastases. Lancet Oncol 14(8):e310–e320.
5. Cunha MV, Al-Omair A, Atenafu EG, Masucci GL, Letourneau D, Korol R et al (2012) Vertebral compression fracture (VCF) after spine stereotactic body radiation therapy (SBRT): analysis of predictive factors. Int J Radiat Oncol Biol Phys 84(3):e343–e349.
6. Chow E, Harris K, Fan G, Tsao M, Sze WM (2007) Palliative radiotherapy trials for bone metastases: a systematic review. J Clin Oncol 25(11):1423–1436.
7. Jawad MS, Fahim DK, Gerszten PC, Flickinger JC, Sahgal A, Grills IS et al (2016) Vertebral compression fractures after stereotactic body radiation therapy: a large, multi-institutional, multinational evaluation. J Neurosurg Spine 24(6):928–936.
8. Chang JH, Shin JH, Yamada YJ, Mesfin A, Fehlings MG, Rhines LD et al (2016) Stereotactic body radiotherapy for spinal metastases: what are the risks and how do we minimize them? Spine (Phila Pa 1976) 41(Suppl 20):S238–S245.
9. Virk MS, Han JE, Reiner AS, McLaughlin LA, Sciubba DM, Lis E et al (2017) Frequency of symptomatic vertebral body compression fractures requiring intervention following single-fraction stereotactic radiosurgery for spinal metastases. Neurosurg Focus 42(1):E8.
10. Sahgal A, Atenafu EG, Chao S, Al-Omair A, Boehling N, Balagamwala EH et al (2013) Vertebral compression fracture after spine stereotactic body radiotherapy: a multi-institutional analysis with a focus on radiation dose and the spinal instability neoplastic score. J Clin Oncol 31(27):3426–3431.
11. Rose PS, Laufer I, Boland PJ, Hanover A, Bilsky MH, Yamada J et al (2009) Risk of fracture after single fraction image-guided intensity-modulated radiation therapy to spinal metastases. J Clin Oncol 27(30):5075–5079.
12. Moussazadeh N, Lis E, Katsoulakis E, Kahn S, Svoboda M, DiStefano NM et al (2015) Five-year outcomes of high-dose single-fraction spinal stereotactic radiosurgery. Int J Radiat Oncol Biol Phys 93(2):361–367.
13. Germano IM, Carai A, Pawha P, Blacksburg S, Lo YC, Green S (2016) Clinical outcome of vertebral compression fracture after single fraction spine radiosurgery for spinal metastases. Clin Exp Metastasis 33(2):143–149.
14. Guckenberger M, Mantel F, Gerszten PC, Flickinger JC, Sahgal A, Letourneau D et al (2014)

Safety and efficacy of stereotactic body radiotherapy as primary treatment for vertebral metastases: a multi-institutional analysis. Radiat Oncol 9:226.

15. Fourney DR, Frangou EM, Ryken TC, Dipaola CP, Shaffrey CI, Berven SH et al (2011) Spinal instability neoplastic score: an analysis of reliability and validity from the spine oncology study group. J Clin Oncol 29(22):3072–3077.

16. Gerszten PC, Germanwala A, Burton SA, Welch WC, Ozhasoglu C, Vogel WJ (2005) Combination kyphoplasty and spinal radiosurgery: a new treatment paradigm for pathological fractures. J Neurosurg Spine 3(4):296–301.

17. Ryu S, Pugh SL, Gerszten PC, Yin FF, Timmerman RD, Hitchcock YJ et al (2014) RTOG 0631 phase 2/3 study of image guided stereotactic radiosurgery for localized (1-3) spine metastases: phase 2 results. Pract Radiat Oncol 4(2):76–81.

18. Ryu S, Jin JY, Jin R, Rock J, Ajlouni M, Movsas B et al (2007) Partial volume tolerance of the spinal cord and complications of single-dose radiosurgery. Cancer 109(3):628–636.

19. Garg AK, Shiu AS, Yang J, Wang XS, Allen P, Brown BW et al (2012) Phase 1/2 trial of single-session stereotactic body radiotherapy for previously unirradiated spinal metastases. Cancer 118(20):5069–5077.

20. Garg AK, Wang XS, Shiu AS, Allen P, Yang J, McAleer MF et al (2011) Prospective evaluation of spinal reirradiation by using stereotactic body radiation therapy: the University of Texas MD Anderson Cancer Center experience. Cancer 117(15):3509–3516.

21. Katsoulakis E, Jackson A, Cox B, Lovelock M, Yamada YA (2017) Detailed Dosimetric analysis of spinal cord tolerance in high-dose spine radiosurgery. Int J Radiat Oncol Biol Phys 99(3):598–607.

22. Owen D, Mayo CS, Song L, Ahmed K, Laack N, Olivier K (2016) Dosimetric analysis of varying cord planning organ at risk volume in spine stereotactic body radiation therapy. Adv Radiat Oncol 1(1):76–81.

23. Boehling NS, Grosshans DR, Allen PK, McAleer MF, Burton AW, Azeem S et al (2012) Vertebral compression fracture risk after stereotactic body radiotherapy for spinal metastases. J Neurosurg Spine 16(4):379–386.

24. Thibault I, Al-Omair A, Masucci GL, Masson-Cote L, Lochray F, Korol R et al (2014) Spine stereotactic body radiotherapy for renal cell cancer spinal metastases: analysis of outcomes and risk of vertebral compression fracture. J Neurosurg Spine 21(5):711–718.

25. Boyce-Fappiano D, Elibe E, Schultz L, Ryu S, Siddiqui MS, Chetty I et al (2017) Analysis of the factors contributing to vertebral compression fractures after spine stereotactic radiosurgery. Int J Radiat Oncol Biol Phys 97(2):236–245.

26. Sahgal A, Ma L, Weinberg V, Gibbs IC, Chao S, Chang UK et al (2012) Reirradiation human spinal cord tolerance for stereotactic body radiotherapy. Int J Radiat Oncol Biol Phys 82(1):107–116.

27. Sahgal A, Weinberg V, Ma L, Chang E, Chao S, Muacevic A et al (2013) Probabilities of radiation myelopathy specific to stereotactic body radiation therapy to guide safe practice. Int J Radiat Oncol Biol Phys 85(2):341–347.

第 27 章

晚期反应的监测和管理

Karl Cristie F. Figuracion，Lia M. Halasz，Tresa McGranahan

27.1 脑血管事件和脑卒中风险

- 脑血管疾病[1-4]
  - MRI 表现:根据发病时间长短有所差异。
    - 急性病变在 DWI 上显示最佳。
    - 亚急性期图像可有对比增强。
    - 慢性病变仅在 T2 图像上可见,或伴有大血管卒中;也可见脑软化灶。
  - 发生率:5%~10%。5 年累积脑卒中复发率较高(38%)。
    - 放疗后,脑血管疾病的发生率和风险增加(来自儿童癌症生存者的数据)。
  - 脑卒中类型
    - 短暂性脑缺血发作。
    - 缺血性脑卒中(大血管或小血管)。
  - 发病时间:大血管病变最常见于放疗后 5~6 年,放疗后 2~25 年会发生血管病变。
  - 治疗:转诊至神经科,以评价脑卒中风险因素并考虑行抗血小板治疗。
  - 监测/筛查
    - 幕上放疗:放疗后 5 年进行脑部血管成像,包括 CT 或磁共振血管造影(CT 是评估大血管的首选方法)。如果没有心脏风险因素,则每 5 年进行 1 次;如果有心脏风险因素,则每 3 年进行 1 次。
    - 颈部或后颅窝放疗:应在放疗后 12 个月进行颈部血管成像,如果未发现血管病变,每 3 年进行 1 次。
    - 首选颈部 CT 血管造影,因为颈动脉评估范围更广,包括颈内动脉远端。
    - 颈动脉多普勒超声是避免造影剂和辐射暴露的合理替代方法。

- 脑血管畸形[5,6]
  - 微出血
    - 脑微出血是颅脑放疗后常见的放射相关小血管疾病的标志。
    - 发生率：40%~70%的既往接受过颅脑放疗的患者发生微出血，且与剂量相关。
    - 接受 WBRT 的患者的微出血发生率高于接受局部治疗的患者。
    - 发病时间：放疗后 2 年，微出血发生率显著增加，且发生率随着距放疗时间的增加而增加。
    - 症状：执行功能和语言记忆能力变差。
    - 筛查：T2 加权 MRI。
  - 海绵状血管畸形
    - 薄壁、扩张的血管通道，无血管平滑肌支撑。
    - 可见于任何形式的颅内放疗。
    - 发病时间：放疗后平均潜伏期为 9 年。
    - 症状：通常无症状，但存在出血风险。
    - 治疗：监测适用于大多数病变；考虑到出血可能，有时需要行手术治疗。
- 心血管并发症
  - 胸椎放疗患者存在心血管损伤风险，包括心包疾病、冠状动脉疾病、瓣膜病、心脏传导疾病、心肌病及中大血管病变。
  - 发病时间：可在放疗后任何时间发生。
  - 建议：胸椎放疗后每 5 年进行 1 次超声心动图检查。

27.2 囊肿形成[7]

- MRI 表现：放射野内新发囊肿。
- 发生率：不常见（10%）。
- 发病时间：中位时间为 53 个月（范围：37~121 个月）。
- 监测建议：按照常规影像监测方案进行。
- 治疗：如有症状，可进行神经外科治疗。

27.3 内分泌疾病[8-11]

- 发生率：常见。
  - 累积发生率随着随访时间延长而增加。

- 因为内分泌筛查不属于常规监测,所以内分泌疾病的发生率可能被低估。
- 发病时间:中位时间为放疗结束后 2 年。
- 筛查建议:每年进行 1 次实验室检查,包括雌二醇/睾酮、TSH、游离 T4 及清晨检测皮质醇。
- 生长激素缺乏症(GHD)
  - 发生率:40%~50%。
  - 未经治疗的 GHD 与肌肉减少和运动耐受性下降显著相关。
  - 诊断:不建议每年对成人进行筛查。
    ○ 清晨检测:胰岛素样生长因子-1。
  - 治疗:重组人生长激素。
    ○ 考虑转诊至内分泌科。
    ○ 对活动性恶性肿瘤患者禁用生长激素。
- 雌二醇/睾酮缺乏症
  - 发生率:18%~22%。
  - 与高血压、血脂异常、骨密度降低和慢步行走相关;两种缺陷均与腹部肥胖、低能量消耗和肌肉无力相关。
  - 诊断
    男性:低睾酮。
    ○ 治疗:睾酮替代治疗。
    ○ 考虑转诊至内分泌科。
    女性:40 岁以下女性低雌二醇伴闭经,可能会导致不孕。
    ○ 治疗:雌激素替代治疗。
    ○ 考虑转诊至妇科和内分泌科。
- 甲状腺功能减退/促甲状腺激素缺乏症
  - 发生率:60%~80%的病例发生于放疗结束后 5 年,发生率随垂体、下丘脑和甲状腺照射剂量增加而增加。
  - 发生率随着化疗(CCNU、博来霉素和环磷酰胺)而增加。
  - 诊断:游离甲状腺素(T4)水平降低,同时促甲状腺激素水平升高或降低。
  - 治疗:转诊至内分泌科,考虑行左甲状腺素治疗。
- 促肾上腺皮质激素缺乏
  - 发生率:18%~43%。
  - 诊断:早晨 8:00 皮质醇水平较低。
  - 治疗:氢化可的松替代治疗。

- 转诊至内分泌科接受进一步治疗。
- 剂量:氢化可的松 15~25mg/d。

27.4 听力丧失[12-15]

- 感音神经性听力丧失
  - 定义:耳蜗(内耳)毛细胞减少、耳蜗到大脑的神经损伤或两者兼有而导致的听力丧失。
    - 比传导性听力丧失更常见。
    - 可以是永久性的。
  - 发生率
    - 根据剂量的不同,发生率为 0~45%,当剂量>32Gy 时,发生率增加。
    - 随着化疗的应用,尤其是具有耳毒性化疗药物(如铂类药物)的使用,发生率增加。
    - 与放疗时年龄较小、耳蜗受照剂量较高、脑脊髓分流术有关。
  - 临床表现
    - 高音听力下降、头晕、耳鸣、言语低沉。
    - 无身体异常。
    - 听力图显示听阈增加,无气骨导间距。
  - 发病时间:中位时间为 3 个月(范围:0.4~13.2 年),但可逐渐进展。
- 传导性听力丧失
  - 定义:通常由于积液、组织或骨生长,阻断或减少外界声音的传入。"堵塞"可累及耳道、中耳、鼓膜或听骨,可应用助听器或骨固定助听器进行治疗。
  - 临床表现
    - 主诉单耳或双耳有压迫感或疼痛,言语听力障碍。
    - 检查可见中耳积液、梗阻或鼓膜穿孔。
    - Rinne 试验阴性,Weber 试验定位患侧。
    - 听力图显示气骨导差。
- 可以是传导性和感音神经性聋的混合。
  - 治疗:转诊至耳鼻喉科,考虑使用助听器和其他治疗。
  - 监测建议
    - 对任何 IAC 肿瘤患者均应进行基线和年度听力学检查。
    - 对所有接受铂类药物持续化疗的患者均应进行基线听力学检查。如果发现听力损失,建议每年进行 1 次听力评估。如果为阴性,每 5 年评估 1 次。

  ○ 每年询问所有耳蜗接受照射的脑放疗患者的听力变化情况。如果听力有变化,应进行听力检查。

  ○ 对于听力损失风险较高的患者,每年进行听力筛查问卷调查及听力图检测。

27.5 神经认知障碍

- 放射性脑白质病[16-19]
  - MRI 表现:颅脑放疗后出现 T2-FLAIR 脑白质弥漫性高信号相关的认知功能障碍。随着时间推移,MRI 显示脑皮质萎缩。
  - 发生率:常见,随放疗间隔时间延长而增加。
  - 临床症状:临床进展较为缓慢;失用步态、运动减慢、记忆和注意力减退、执行和行为功能下降、尿失禁。
  - 发病时间:中位时间为 36 个月(范围:6~480 个月)。
  - 筛查
    ○ 每年使用蒙特利尔认知评估量表(MOCA)进行评估,以筛查认知功能。
    ○ 可以采用神经心理学测试来全面评估认知障碍。
  - 治疗
    ○ 对门诊患者进行物理治疗、作业疗法和言语治疗。
    ○ 就业咨询。
    ○ 多奈哌齐:初始量从 5mg 开始,口服,睡前 1 次,4~6 周,然后可以将剂量增加到 10mg,口服,睡前 1 次。
  - 常见不良反应:恶心、腹泻、头痛、失眠、头晕、疲乏。
- 急性迟发型中枢神经系统损害(与脑卒中无关)[1]
  - SMART 综合征(放疗后脑卒中样偏头痛发作)。
    ○ 伴或不伴与头痛和(或)癫痫发作相关的局灶性脑卒中样症状。
    ○ MRI 表现:T2/FLAIR 序列显示急性单侧皮质-皮质下高信号区域和水肿,接受放疗的同侧大脑半球皮质信号增强。
    ○ 通常可逆。
  - 发作期假性进展(PIPG)
    ○ 模拟疾病进展的短暂性癫痫发作相关 MRI 改变。
    ○ MRI 表现:短暂性局灶性皮质和(或)软脑膜增强病变,PPIG 发作 3 个月后恢复正常。

- ○ 治疗:调整抗癫痫药物。
- – ALERT 综合征(放疗后急性迟发性脑病)。
  - ○ 表现为与脑卒中样障碍相关的脑病(从轻度至重度),伴或不伴头痛,伴或不伴癫痫发作。
  - ○ MRI 表现:以斑点状强化为特征的皮质下和(或)脑室周围白质急性多灶性异常。
  - ○ 可能是永久性的。
- – 一些病例出现可持续 1~12h 的短期局部障碍,无头痛和急性 MRI 异常。
- – 发生率:罕见。
- – 临床表现:一系列症状,包括局部功能障碍(77%)、脑病(50%)、癫痫发作(35%)和头痛(35%)。
- – 发病时间:中位时间为 10 年(范围:0.75~43 年)。
- – 治疗
  - ○ 地塞米松。
  - ○ 癫痫发作管理。
  - ○ 头痛管理。

27.6　社会心理障碍

- 采用患者健康问卷抑郁量表(PHQ9)和广泛性焦虑量表(GAD)检测患者的情绪变化。
- 询问治疗对经济和就业的影响。
- 询问援助者及看护人。

27.7　继发性恶性肿瘤

- MRI 表现:放射野内新发肿瘤。
- 发生率:罕见。
- 类型:包括(但不限于)皮肤癌、继发性脑肿瘤(脑膜瘤、胶质瘤)、肉瘤、白血病和甲状腺恶性肿瘤。
- 发病时间:>10 年(如果接受化疗,则更早)。
- 建议:采用最低有效放疗剂量。
  - – 目前尚无标准的可接受的筛查方法,但建议通过体格检查进行持续监测。

• 参考文献[20]:儿童期癌症幸存者数据。

27.8　视力损害

• 干眼症:眼干,常在治疗眼眶和眼附属器恶性肿瘤后出现[22]。
  - 发生率:常见,在一些研究中高达 39%[21]。
    ◦ 发生率和严重程度随泪腺的受照剂量而不同。
    ◦ 剂量>30Gy,干眼症发生率增加。
  - 发病时间:放疗后 3 个月。
  - 治疗
    ◦ 首选:人工泪液(轻度)。
    ◦ 转诊至眼科专家。
    ◦ 植入泪道塞(中度至重度)。
    ◦ 滴眼液:环孢素滴眼液(Restasis)或立他司特滴眼剂(Xiidra),每天 2 次,双眼滴注。
• 视网膜病变[21]
  - 定义:累及视网膜的并发症。
  - 发生率:约为 12%,发生率随着照射剂量的增加而增加(>45Gy)。
  - 临床表现
    ◦ 症状:视力下降。
    ◦ 检查:散瞳后,眼底镜检查显示点状和(或)斑片状出血、微动脉瘤、棉絮状斑点和黄斑水肿。
  - 发病时间:中位时间为 27 个月(范围:15~241 个月)。
  - 治疗
    ◦ 转诊至眼科专家。
    ◦ 可使用贝伐珠单抗。
  - 监测建议:对接受眼眶放射治疗的患者进行长期眼科检查随访。
• 视神经病变[23,24]
  - 定义:累及前视路的并发症。
  - 临床表现
    ◦ 单侧或双侧视力丧失,可以同时或序贯出现,不可逆。
    ◦ MRI 表现:视交叉前的视神经表现强化区,常伴有增强区域 T2 高信号。
  - 发病时间:通常发生在治疗后 10~20 个月(范围:3 个月至 9 年)。

– 发生率：罕见[23]。

  ◦ 与高剂量(>54Gy)放疗相关。

  ◦ 可能与前视路单次剂量>10Gy 有关。

– 治疗

  ◦ 转诊至眼科专家。

  ◦ 极少的数据显示类固醇、贝伐珠单抗或高压氧治疗在某些情况下有效。

– 监测建议：每年进行 1 次眼科检查。

• 白内障[22,25,26]。

–临床表现：晶状体混浊、视力模糊、对光敏感、眩光、夜间视力下降。

–发生率：常见。发生率随晶状体受照剂量增加而增加。

  ◦ 晶状体受照剂量为 10~20Gy 的 5 年发生率为 15.2%，晶状体受照剂量 20~60Gy 的 5 年发生率为 35.6%。

– 发病时间：中位时间为 27.6 个月，范围为 20~60 个月（全身放疗，来自儿童患者的治疗数据）。

– 治疗：当临床进展和恶化时，转诊至眼科专家进行监测和手术治疗。

– 监测建议：依据临床检查。

（马一栋 译）

参考文献

1. Di Stefano AL, Berzero G, Ducray F et al (2019) Stroke-like events after brain radiotherapy: a large series with long-term follow-up. Eur J Neurol 26(4):639–650.

2. Mueller S, Sear K, Hills NK et al (2013) Risk of first and recurrent stroke in childhood cancer survivors treated with cranial and cervical radiation therapy. Int J Radiat Oncol Biol Phys 86(4):643–648.

3. van Dijk IW, van der Pal HJ, van Os RM et al (2016) Risk of symptomatic stroke after radiation therapy for childhood cancer: a long-term follow-up cohort analysis. Int J Radiat Oncol Biol Phys 96(3):597–605.

4. Wahl M, Anwar M, Hess CP, Chang SM, Lupo JM (2017) Relationship between radiation dose and microbleed formation in patients with malignant glioma. Radiat Oncol 12(1):126.

5. Haller S, Vernooij MW, Kuijer JPA, Larsson EM, Jager HR, Barkhof F (2018) Cerebral microbleeds: imaging and clinical significance. Radiology 287(1):11–28.

6. Nimjee SM, Powers CJ, Bulsara KR (2006) Review of the literature on de novo formation of cavernous malformations of the central nervous system after radiation therapy. Neurosurg Focus 21(1):e4.

7. Ishikawa E, Yamamoto M, Saito A et al (2009) Delayed cyst formation after gamma knife radiosurgery for brain metastases. Neurosurgery 65(4):689–694; discussion 694–685.

8. Inskip PD, Veiga LHS, Brenner AV et al (2018) Hypothyroidism after radiation therapy for childhood cancer: a report from the childhood CANCER survivor study. Radiat Res 190(2):117–132.

9. Eaton BR, Esiashvili N, Kim S et al (2016) Endocrine outcomes with proton and photon radio-

therapy for standard risk medulloblastoma. Neuro-Oncology 18(6):881–887.

10. Gurney JG, Kadan-Lottick NS, Packer RJ et al (2003) Endocrine and cardiovascular late effects among adult survivors of childhood brain tumors: childhood cancer survivor study. Cancer 97(3):663–673.

11. Chemaitilly W, Li Z, Huang S et al (2015) Anterior hypopituitarism in adult survivors of childhood cancers treated with cranial radiotherapy: a report from the St Jude Lifetime Cohort study. J Clin Oncol 33(5):492–500.

12. Bass JK, Hua CH, Huang J et al (2016) Hearing loss in patients who received cranial radiation therapy for childhood cancer. J Clin Oncol 34(11):1248–1255.

13. Grewal S, Merchant T, Reymond R, McInerney M, Hodge C, Shearer P (2010) Auditory late effects of childhood cancer therapy: a report from the Children's Oncology Group. Pediatrics 125(4):e938–e950.

14. Schultz C, Goffi-Gomez MV, Pecora Liberman PH, Pellizzon AC, Carvalho AL (2010) Hearing loss and complaint in patients with head and neck cancer treated with radiotherapy. Arch Otolaryngol Head Neck Surg 136(11):1065–1069.

15. Clemens E, Van den Heuvel-Eibrink MM, Mulder RL et al (2019) Recommendations for ototoxicity surveillance for childhood, adolescent, and young adult cancer survivors: a report from the International Late Effects of Childhood Cancer Guideline Harmonization Group in collaboration with the PanCare Consortium. Lancet Oncol 20(1):e29–e41.

16. Bompaire F, Lahutte M, Buffat S et al (2018) New insights in radiation-induced leukoencephalopathy: a prospective cross-sectional study. Support Care Cancer 26(12):4217–4226.

17. Ebi J, Sato H, Nakajima M, Shishido F (2013) Incidence of leukoencephalopathy after whole-brain radiation therapy for brain metastases. Int J Radiat Oncol Biol Phys 85(5):1212–1217.

18. Cramer CK, McKee N, Case LD et al (2019) Mild cognitive impairment in long-term brain tumor survivors following brain irradiation. J Neuro-Oncol 141(1):235–244.

19. Rapp SR, Case LD, Peiffer A et al (2015) Donepezil for irradiated brain tumor survivors: a phase III randomized placebo-controlled clinical trial. J Clin Oncol 33(15):1653–1659.

20. Chojnacka M, Pedziwiatr K, Skowronska-Gardas A, Perek-Polnik M, Perek D, Olasek P (2014) Second brain tumors following central nervous system radiotherapy in childhood. Br J Radiol 87(1041):20140211.

21. Kaushik M, Pulido JS, Schild SE, Stafford S (2012) Risk of radiation retinopathy in patients with orbital and ocular lymphoma. Int J Radiat Oncol Biol Phys 84(5):1145–1150.

22. De Cicco L, Cella L, Liuzzi R et al (2009) Radiation therapy in primary orbital lymphoma: a single institution retrospective analysis. Radiat Oncol 4:60.

23. Danesh-Meyer HV (2008) Radiation-induced optic neuropathy. J Clin Neurosci 15(2):95–100.

24. Archer EL, Liao EA, Trobe JD (2019) Radiation-induced optic neuropathy: clinical and imaging profile of twelve patients. J Neuroophthalmol 39(2):170–180.

25. van Kempen-Harteveld ML, Struikmans H, Kal HB et al (2002) Cataract after total body irradiation and bone marrow transplantation: degree of visual impairment. Int J Radiat Oncol Biol Phys 52(5):1375–1380.

26. Whelan RJ, Saccomano B, King R et al (2018) Radiation-induced cataracts in children with brain tumors receiving craniospinal irradiation. J Pediatr Hematol Oncol 40(4):304–305.

索　引

共同交流探讨
提升专业能力

··▪■ 智能阅读向导为您严选以下专属服务 ■▪··

【读者社群】 与书友分享阅读心得，交流探讨专业知识与经验。

【推荐书单】 推荐专业好书，助您精进专业知识。

操作步骤指南

微信扫码直接使用资源，无需额外下载任何软件。如需重复使用可再扫码，或将需要多次使用的资源、工具、服务等添加到微信"收藏"功能。

扫码添加
智能阅读向导